临床思维逻辑
与病史采集训练

CLINICAL LOGIC AND HISTORY TAKING

主编 │ 钱 炜　蒋鹏程　史 霆

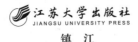

江苏大学出版社
JIANGSU UNIVERSITY PRESS

镇 江

图书在版编目(CIP)数据

临床思维逻辑与病史采集训练 / 钱炜，蒋鹏程，史
霆主编. — 镇江：江苏大学出版社，2020.12
ISBN 978-7-5684-1482-1

Ⅰ. ①临… Ⅱ. ①钱… ②蒋… ③史… Ⅲ. ①临床医
学 Ⅳ. ①R4

中国版本图书馆 CIP 数据核字(2020)第 264752 号

临床思维逻辑与病史采集训练
Linchuang Siwei Luoji yu Bingshi Caiji Xunlian

主　　编/钱　炜　蒋鹏程　史　霆
责任编辑/汪再非
出版发行/江苏大学出版社
地　　址/江苏省镇江市梦溪园巷 30 号(邮编：212003)
电　　话/0511-84446464(传真)
网　　址/http://press.ujs.edu.cn
排　　版/镇江市江东印刷有限责任公司
印　　刷/江苏扬中印刷有限公司
开　　本/890 mm×1 240 mm　1/32
印　　张/8.5
字　　数/206 千字
版　　次/2020 年 12 月第 1 版
印　　次/2020 年 12 月第 1 次印刷
书　　号/ISBN 978-7-5684-1482-1
定　　价/38.00 元

如有印装质量问题请与本社营销部联系(电话：0511-84440882)

本书编写组成员

（按姓氏拼音排序）

陈　波　　丁　浩　　樊晓臣　　郭俊芳

洪庆荣　　江国昌　　蒋鹏程　　李新新

李学忠　　刘继永　　刘晓健　　柳迎昭

马永明　　钱　炜　　邵　舒　　邵维斌

史　霆　　唐俊翔　　吴晨光　　姚　俊

张国梁　　张维升　　邹　晨

序

　　临床医学是一个实践性非常强的应用科学专业，培养的学生须掌握基础医学、预防医学和临床医学的基本理论和临床实践技能，以胜任医疗、预防和研究等方面的工作。在临床医学生培养体系中，临床实践技能的培养是完成医学教育的核心环节之一。

　　《临床思维逻辑与病史采集训练》是一本从长期临床工作和教学实践经验中提炼出来的临床技能训练教材，它打破传统教材编撰框架，以临床常见症状为主线，模拟临床问诊流程，将基础和临床医学知识有机融合，着重在医学生临床问诊实践中提升问诊技能，进而建立临床思维逻辑能力。全书结构上层次分明，语言简洁易懂，特别是在书中列举了临床常见症状病史采集流程和中英文问诊用语示例，引导学生在学习过程中不断将在课堂上所学相关知识进行整合重构，具有很高的临床实践训练指导意义。

　　本书作者团队是一群具有丰富临床诊疗和临床教学经验的医务工作者，这其中有很多是我们南京医科大学的校友。主编钱炜教授 1983 年毕业于南京医科大学（原南京医学院）医学系，在加拿大多伦多大学学习工作 10 余年，接受过国内外系统的医学教育训练，十年前回到国内，在江苏大学附属人民医院工作，是江苏省"特聘医学专家"和江苏省"双创团队"领军人才。钱教授及其团队在繁忙的临床工作之余能潜心于医学教育和人才培养，编撰这本非常实用的临床技能训练教材，值得赞赏和钦佩。

在此，应当感谢作者为医学教育事业付出的辛勤劳动，希望使用本书的学生通过病史采集思维逻辑训练，真正提高临床实践技能，也希望我们的临床教师都能从中汲取宝贵的临床带教经验。

期盼本书早日正式出版！

中国工程院院士、南京医科大学校长

2020 年 7 月 18 日

一、临床思维逻辑的基本概念

1.临床思维逻辑定义

临床思维能力是一种"非技术性技能"（non-technic skills），或者也可以称之为"软性技能"（soft skills）。对临床思维能力的培养实质上是对人的"情境感知能力"和"决策制定能力"的培养，前者包括收集信息、信息筛选、意义建构和预测结果四个要素，后者包括发现问题、制定方案、选择执行和回顾过程四个步骤。因此，培养临床思维能力的重点就是围绕这些"要素"和"步骤"来展开的，最终目标就是学习者临床思维逻辑能力的内化。

临床思维逻辑是指作为临床医学工作主体的人员在某一时期内认识医学对象、研究和处理医学问题时起主导作用的思维模式。

2.临床思维逻辑内涵

临床思维逻辑包括诊断思维逻辑和治疗思维逻辑两个方面。诊断思维逻辑是治疗思维逻辑的基础，治疗思维逻辑是诊断思维逻辑的目的，又可以反证和补充诊断思维逻辑。两者之间，互相影响，交互作用，共同形成临床思维逻辑。

二、临床思维逻辑的特点

1．主体性和客体性的交错与相互作用

（1）医生是临床活动的主体，在临床思维活动中起主导作用

在临床医学实践中，医生和患者是一对事业共同体。当医生接诊一位患者时，作为医疗行为的主导者，通过采集病史、体格检查和开展相关医学检查检验工作，对临床数据进行采集、整理和分析，提出相应的诊断和治疗意见，并通过沟通交流，与患者达成共识，为患者提供医疗服务。在医疗活动中，医生主动采集、整理和分析各种临床数据，提供诊断思考和治疗方案，主导整个医疗活动的开展。

（2）患者不仅是一个被治疗的对象，也全程参与治疗活动

患者作为医疗活动的客体，要提供病史，配合各种检查检验工作，接受医生提出的诊疗意见和配合治疗。但是患者作为医疗活动的参与者，并不是在被动地接受诊断和治疗。患者在病史描述方面常常掺杂主观因素，在与医生讨论诊断和治疗方案时也会提出自己的想法和意愿。在现代医院管理体系中，患者主动参与已经是医疗活动不可或缺的组成部分。因此，医患之间不断的沟通和临床宣教，维护患者及家属的知情权和决策权等，这在诊疗活动中具有十分重要的作用。

三、临床思维能力培养

1. 变纵向思维为横向思维

传统的医学教学模式遵循从基础医学知识逐渐向临床医学知识转化的过程。基础医学教学内容（人体解剖学、人体生理学、病理生理学、药理学等）注重培养学生了解人体基本结构和功能。临床医学教学虽然在"临床诊断学"课程中有以临床症状为主的教学内容，但主要还是按照学科（内科、外科、妇产科、儿科等）和疾病（肺炎、肿瘤等）内容展开教学活动。通过医学院的课堂教学，医学生构成了基于各种疾病的主要医学知识体系。但当医学生进入医疗实践训练阶段时，所呈现的信息并不是按照医学生在课堂所学的知识结构展开的。因此，帮助医学生在进入临床实践过程中，将以疾病诊断为主导的纵向的系统知识有机转化为以临床症状为指引的横向融合的医学知识，是医学教育的一个重要环节。比如当面对一个"头痛"主诉的患者时，医学生会发现在学习过的知识中，有多种疾病可能导致患者头痛。机械地理解和记忆疾病的临床表现，常常带来临床思维的僵化，生搬硬套疾病诊断，给临床诊疗活动带来困惑和茫然。临床思维能力训练目的就是帮助学生将书本知识进行融会贯通，有机转化为临床实践知识，逐渐建立正确的临床诊疗思维模式。

2．PBL 教学法和 CBL 教学法

教育心理学的"学习理论"从"认知主义"逐步发展为"建构主义（constructivism）"，以及学生获取知识的来源和方法不断多元化，使得传统"陈述性"的课堂教学方法日益受到挑战。20 世纪 60 年代，加拿大麦克马斯特大学（McMaster University）医学院首先提出了"基于问题的 PBL 学习方法"（problem-based learning）。PBL 教学法是以学生为主体、以专业领域内的各种问题为学习起点，以问题为核心规划学习内容，让学生围绕问题寻求解决方案的一种学习方法。随后，该教学法在欧美医学教育中逐渐得到认可和推广。20 世纪 70 年代，由认知心理学日内瓦学派创始人、瑞士心理学家让·皮亚杰（J. Piaget）教授提出，柯尔伯格、斯腾伯格、卡茨和维果斯基等不断完善而成的"建构主义"学习理论，认为"情境"、"协作"、"会话"和"意义建构"构成了学习环境中的四大要素。传统 PBL 教学法基于该理论，逐渐衍生出"基于案例的 CBL 学习方法"（case-based learning）等多种新型教学方法。

知识重构、学习内容情境化、以学习者为中心，构成了 CBL 的主要特征。

（1）知识的重构性

医学生在原有知识的基础上，面对问题，在教师和学习伙伴的帮助下，不断吸收新的知识，并对新知识重新认知和编码，形成自己的理解。在这一过程中，学生的原有知识和新知识融合调整，引发认知结构重建。

（2）学习内容情境化

在临床医学 CBL 教学活动中，教师首先设立一个临床情境，多数情况下是以一个案例的形式展开，引导学生针对具体临床情

境，培养在临床工作中发现问题、形成策略和解决问题的能力。情境化教学方式可以促进学生通过直接体验和学习，提升学习效率和改善学习效果。

（3）以学生为中心教学法则

PBL 和 CBL 教学的一个重要共同特点就是打破传统课堂教学的单向交流模式，让学生成为教学活动的中心，使学生成为学习内容的创设者、思考者、解决者和知识的建构者。教学活动一般分为 6~10 人为一个教学小组，针对相关学习内容，每个学生在其中都有相应的任务。通过自主学习及与学习伙伴合作，开展自主学习活动。学生在自主学习（self-directed learning，SDL）的过程中可以对已有的知识和新获得的知识进行认知重建，提高认识问题和解决问题的能力。教师不再承担教学活动内容的组织者和指导者角色，而是发挥引导和辅助作用，适时激发学生的认知过程，帮助学生建立和提高解决问题的技能。

3. 坚持诊疗规范和灵活运用诊疗规范

随着医学水平的不断提高，不同的医学学术机构都制定了各种疾病相应的诊疗指南或专家共识，对临床诊疗工作进行指导和规范。学习和掌握诊疗指南及专家共识内容，结合基础医学原则，可以很好地开展相关诊疗活动。但是必须指出的是，即使是专业委员会（机构）制定的指南或专家共识也受到时代和制定者个人的能力，以及不同医疗机构条件的限制。不能简单照搬指南或专家共识的内容，而是应该根据医疗机构设施设备条件、医疗人员队伍服务能力等因素，切实制定符合医疗机构自身能力和特点的相关疾病诊疗规范，并不断改进，以满足临床诊疗工作的需求。因此，培养学生以批判思维的理念学习既有知识，是培养医学生保持创新能力的一个重要环节和手段。对诊疗规范的坚持与灵活运用，这需要引导学生关注以下有关诊疗规范的几个主要方面：

（1）以相关指南和循证医学为依据制定的诊断和治疗操作规范；

（2）诊疗规范所具有的科学性；

（3）可操作性的作业标准，包括病史采集、体格检查和辅助检查要点；

（4）诊疗规范对日常医疗行为所起的指导和制约作用。

四、临床思维能力之病史采集

在医疗工作中，首先遇到的问题就是如何全面准确地了解患者病情状况。用现代管理学思维来理解，就是如何对临床数据进行有效采集、整合和分析（data collection, integration and analysis）。在医学发展过程中，人们已经总结出一整套临床信息采集的系统方法。西方医学的"望、触、扣、听"和传统中医的"望、闻、问、切"都是有效的临床信息采集方法。如果从字面理解的话，西医的"望、触、扣、听"所包含的望诊、触诊、叩诊和听诊四个方面都侧重在体格检查，这可能是因为西方医学更加注重客观证据在医学实践中的作用和地位。但是，这也并不否认病史采集在临床医学中的重要作用。而传统中医提倡通过"望、闻、问、切"采集临床信息，其中"闻"和"问"正是病史采集的要义。首先通过"闻诊"聆听患者的主诉，初步了解患者就医诉求和主要问题，再通过"问诊"进一步了解与患者主诉相关的信息。问诊过程既是信息采集过程，同时也是信息初步整合和归纳的过程。医生通过不断对采集的信息进行整合归纳，再延伸出新的问题，逐渐引向正确的诊断方向。因此病史采集不仅仅是简单的提问和回答，而是在不断的提问和回答过程中，逐渐理清诊疗思路。病史采集（问诊）能力并不是与生俱来的，它与日常会话逻辑不同，必须通过系统的学习和训练，才能达到一定水平，并且需要在医学实践中不断总结提炼，最终形成比较完善的问诊技巧，达到获取满意的病史采集结果的目的。

1．医生仪表与医患沟通

当患者来到医院时，与医生接触之前的心情是很忐忑的，而医生给患者的第一印象往往决定后续诊疗活动的可能配合程度。因此，医生在接诊患者时应该关注自身的仪态表现，以便与患者快速建立一个良好的医患互动关系。

（1）个人形象

患者与医生接触的目的是要将自己的身体健康，乃至生命托付给医生，其内心是有很多顾虑的。医生的个人形象直接影响患者对医生的信任程度。虽然在现代社会中，任何人都可以追求个性表达，但是在医疗行业，对医生（包括护士）个人基本外在表现还是有一个约定俗成的规矩，那就是要求医疗从业者必须保持整洁的个人形象。在很多医疗专业团体或机构明确规定医生（护士）在工作时不能浓妆艳抹、过度佩戴首饰（甚至不能佩戴首饰），也不能蓬头垢面或者披头散发。一个比较容易被忽略的环节是，医生（护士）要高度重视手部形象的维护。试想如果一个医生伸出来的手不清洁，甲垢明显，指甲过长或点染着五颜六色，将会是怎样一种尴尬的场景。

（2）着装

医务工作者职业着装首先是职业的需要，必须整洁，符合特定的工作要求和院感防控需求。同时，整洁规范的着装也体现医疗工作的严肃性和对患者的基本尊重。虽然不能一概强求在开展诊疗工作时，所有男性医生都着衬衫领带、女性医生一律着职业装，但是在开展诊疗活动时衣冠整洁是基本要求。这里比较容易被忽略的问题，一是始终保持工作服清洁，特别是不能沾有血迹或其他污渍，二是男性医生不应该着短裤，女性医生不应该着短

jiàn duàn xìng de
间 断 性 的 ？

（8） Did you have a sneezing, stuffy nose or running nose?

qǐng wèn nín yǒu dǎ pēn tì　bí sāi huò liú tì ma
请 问 您 有 打 喷 嚏 、鼻 塞 或 流 涕 吗 ？

（9） Did you have any sore throat or pharyngeal itching?

qǐng wèn nín yǒu yān tòng huò yān yǎng ma
请 问 您 有 咽 痛 或 咽 痒 吗 ？

（10） Did you have any chills?

qǐng wèn nín shì fǒu yǒu hán zhàn
请 问 您 是 否 有 寒 战 ？

（11） Did you have any night sweats?

qǐng wèn nín yè lǐ yǒu dào hàn ma
请 问 您 夜 里 有 盗 汗 吗 ？

（12） Did you sweat during the night?

qǐng wèn nín yè jiān shì fǒu chū hàn
请 问 您 夜 间 是 否 出 汗 ？

（13） Did you have any cough, sputum or chest tightness?

qǐng wèn nín yǒu ké sou　ké tán huò xiōng mèn ma
请 问 您 有 咳 嗽 、咳 痰 或 胸 闷 吗 ？

（14） Did you have any bellyache, diarrhea, nausea or vomiting?

qǐng wèn nín yǒu fù tòng　fù xiè　ě xin huò
请 问 您 有 腹 痛 、腹 泻 、恶 心 或

ǒu tù ma
呕 吐 吗 ？

（15） Did you have any frequent micturition urgent urination or

odynuria?

qǐng wèn nín gǎn dào niào pín　niào jí huò niào tòng ma
请 问 您 感 到 尿 频 、尿 急 或 尿 痛 吗 ？

（16）Did you have any palpitation or chest pain?

qǐng wèn nín yǒu xīn jì hé xiōng tòng ma
请 问 您 有 心 悸 和 胸 痛 吗？

（17）Did you feel any muscle soreness or malaise?

qǐng wèn nín gǎn dào jī ròu suān tòng huò quán shēn
请 问 您 感 到 肌 肉 酸 痛 或 全 身
fá lì ma
乏 力 吗？

（18）Did you have any headaches or joint pain?

qǐng wèn nín yǒu tóu tòng huò guān jié tòng ma
请 问 您 有 头 痛 或 关 节 痛 吗？

（19）Did you have any rash?

qǐng wèn nín yǒu pí zhěn ma
请 问 您 有 皮 疹 吗？

（20）Did anyboby around you have the similar symptoms?

qǐng wèn nín zhōu wéi de rén yǒu lèi sì de qíng
请 问 您 周 围 的 人 有 类 似 的 情
kuàng ma
况 吗？

（21）Did any member of your family have the similar symptoms?

qǐng wèn nín jiā lǐ de rén yǒu lèi sì de qíng kuàng
请 问 您 家 里 的 人 有 类 似 的 情 况
ma
吗？

（22）Did you travel to any epidemic area of infectious disease recently?

qǐng wèn nín zuì jìn qù guò yì qū ma
请 问 您 最 近 去 过 疫 区 吗？

（23）Did you contact with any patient of infectious diseases?

qǐng wèn nín jiē chù guò chuán rǎn bìng huàn zhě ma
请 问 您 接 触 过 传 染 病 患 者 吗？

（24）Did you eat any special drug or food?

qǐng wèn nín yǒu méi yǒu chī guò tè shū de yào wù
请 问 您 有 没 有 吃 过 特 殊 的 药 物

huò shí wù
或 食 物 ？

（25）Did you have any treatment?

qǐng wèn nín zhì liáo guò ma
请 问 您 治 疗 过 吗 ？

（26）Did you have any medical check-ups?

qǐng wèn nín zuò le nǎ xiē jiǎn chá
请 问 您 做 了 哪 些 检 查 ？

（27）What was the process of the treatment and effect?

qǐng wèn nín de zhì liáo guò chéng jí liáo xiào rú
请 问 您 的 治 疗 过 程 及 疗 效 如

hé
何 ？

2. 皮肤黏膜出血/瘀斑 (bleeding and bruise)

A. 问诊要点

（1）皮肤黏膜出血/瘀斑开始出现时间

（2）出血点/瘀斑部位

（3）是否伴有活动性出血及出血量

（4）是否伴有发热、呼吸道感染症状

（5）外伤史及手术史

（6）是否可能存在虐待情况（特别关注儿童、老人皮肤瘀伤）

（7）与药物关系：是否服用抗凝剂并关注有关中药制剂（如三七、银杏片等）

（8）过去史：肝脏疾病、肾脏疾病、心脏疾病等

B. 引起皮肤黏膜出血/瘀斑常见原因

（1）紫癜性疾病

　　① 血小板异常：

　　（a）血小板数量减少

　　——巨核细胞减少：再生障碍性贫血、中毒、骨髓抑制等

　　——巨核细胞功能障碍：叶酸缺乏/抗叶酸制剂

　　（b）血小板破坏增多

　　——非免疫因素：血栓性血小板减少性紫癜（TTP）、溶血性尿毒症综合征（HUS）、弥漫性血管内凝血（DIC）、感染等

　　——免疫因素：原发性免疫性血小板减少症（ITP）、系统性红斑狼疮（SLE）、奎宁类药物

（c）血小板分布异常：脾肿大等

（d）血小板功能异常

——先天性：血管性血友病（Von Willebrand）

——继发性：尿毒症、阿司匹林/NSAID、抗血小板制剂等

② 血管异常

——先天性：胶原病、遗传性出血性毛细血管扩张症（HHT）等

——继发性：血管炎、糖皮质激素等

（2）凝血因子异常

——先天性：血友病

——继发性：肝脏疾病、维生素K缺乏、抗凝药等

——纤维蛋白溶解：弥漫性血管内凝血（DIC）、纤维蛋白原抑制因子

C. 皮肤黏膜出血/瘀斑问诊常用语示范

（1）When did this bleeding/bruise start?

qǐng wèn nín pí fū nián mó chū xiě yū bān shì
请问您皮肤/黏膜出血/瘀斑是
shén me shí hou fā xiàn de
什么时候发现的？

（2）Did you have any history of trauma/hurt?

qǐng wèn nín shòu guò shāng ma
请问您受过伤吗？

（3）How long have you been suffering from this bleeding/bruise?

qǐng wèn nín chū xiàn pí fū nián mó chū xiě yū bān
请问您出现皮肤黏膜出血/瘀斑
duō jiǔ le
多久了？

（4）Could you show me/point out where the bleeding/bruise is?

qǐng gào sù wǒ chū xiě diǎn　 yū bān zài nǎ　lǐ
请 告 诉 我 出 血 点 / 瘀 斑 在 哪 里 ?

（5）Did you have this problem before?

qǐng wèn nín yǐ qián yǒu guò lèi sì chū xiě　 yū bān
请 问 您 以 前 有 过 类 似 出 血 / 瘀 斑

ma
吗 ?

（6）Was this bleeding/bruise progressing?

qǐng wèn nín de chū xiě　 yū bān zài fā zhǎn
请 问 您 的 出 血 / 瘀 斑 在 发 展

ma
吗 ?

（7）Was the bleeding/bruise contant or intermittent?

qǐng wèn nín de chū xiě　 yū bān shì chí xù cún
请 问 您 的 出 血 / 瘀 斑 是 持 续 存

zài　 hái shi fǎn fù chū xiàn de
在 , 还 是 反 复 出 现 的 ?

（8）Did you have any fever or cough?

qǐng wèn nín yǒu fā rè　 ké sou ma
请 问 您 有 发 热 、 咳 嗽 吗 ?

（9）Did you have any history of hemoptysis, spitting blood or he-maturesis?

qǐng wèn nín yǒu guò kǎ xiě　 ǒu xuè huò xuè niào
请 问 您 有 过 咯 血 、 呕 血 或 血 尿

ma
吗 ?

（10）Did you have any history of liver or kedeny diseasc?

qǐng wèn nín yǒu gān　 shèn jí bìng ma
请 问 您 有 肝 、 肾 疾 病 吗 ?

（11）Did you take any medications, and could you show me the list of the medications?

qǐng wèn nín xiàn zài fú yòng yào wù ma　　qǐng wèn
请 问 您 现 在 服 用 药 物 吗 ? 请 问

shì shén me yào wù
是 什 么 药 物 ?

（12）Did you take any anti-coagulants, such as warfarin?

qǐng wèn nín fú yòng kàng níng jì ma　　bǐ rú huá
请 问 您 服 用 抗 凝 剂 吗 ? 比 如 华

fǎ lín
法 林 。

（13）Did you have any history of blood disease?

qǐng wèn nín yǒu xuè yè fāng miàn de jí bìng
请 问 您 有 血 液 方 面 的 疾 病

ma
吗 ?

（14）Did any member of your family have the similar history of bleeding/bruise?

qǐng wèn nín jiā rén yǒu lèi sì chū xiě yū bān
请 问 您 家 人 有 类 似 出 血 / 瘀 斑

bìng shǐ ma
病 史 吗 ?

（15）Did you contact with any patient with infectious disease?

qǐng wèn nín jiē chù guò chuán rǎn bìng huàn zhě ma
请 问 您 接 触 过 传 染 病 患 者 吗 ?

（16）Did you travel anywhere recently?

qǐng wèn nín zuì jìn wài chū lǚ xíng guò ma
请 问 您 最 近 外 出 旅 行 过 吗 ?

（17）Did you go camping recently?

qǐng wèn nín zuì jìn yǒu yě wài lù yíng ma
请 问 您 最 近 有 野 外 露 营 吗 ?

3. 头痛 (headache)

A. 问诊要点

（1）头痛起病时间

（2）头痛部位，是否伴有放射痛及放射的部位

（3）头痛性质：持续性还是间断性，头痛程度（十分法）

（4）伴发症状：恶心、呕吐、视物模糊、流涕、耳流脓等

（5）外伤史

（6）前驱症状和导致头痛加重或减轻因素

（7）流行病学因素（接触传染病患者、疫区旅行等）

B. 导致头痛常见原因

（1）偏头痛（伴有或不伴有前驱症状）

（2）张力性头痛

（3）药物诱导性头痛/慢性头痛

（4）丛集性头痛（cluster headache）

（5）血管病变引起的头痛

    ① 蛛网膜下腔出血

    ② 颞动脉炎/巨细胞性动脉炎（temporal arteritis）

    ③ 静脉栓塞

    ④ 硬膜外/硬膜下颅内出血

    ⑤ 高血压

（6）非血管因素颅内病变

    ① 颅内压升高

    ② 颅内感染（脑膜炎、脑脓肿、海绵状静脉窦炎）

（7）其他因素

    ① 毒血症、败血症

② 精神因素相关性头痛

③ 药物因素诱导或撤药导致头痛

C. 头痛问诊常用语示范

（1）Could you please tell me about your headache?

néng qǐng nín jiǎng jiang nín de tóu tòng qíng kuàng
能 请 您 讲 讲 您 的 头 痛 情 况
ma
吗 ?

（2）Please tell me what happened before/during/after your head-ache.

qǐng gào sù wǒ zài nín tóu tòng qián zhōng hòu fā
请 告 诉 我 在 您 头 痛 前 / 中 / 后 发
shēng le shén me
生 了 什 么 ?

（3）When did your headache start?

qǐng wèn nín tóu tòng shì shén me shí hou kāi shǐ
请 问 您 头 痛 是 什 么 时 候 开 始
de
的 ?

（4）How often did you have a headache?

qǐng wèn nín duō jiǔ yǒu yī cì tóu tòng
请 问 您 多 久 有 一 次 头 痛 ?

（5）How long did the pain last?

qǐng wèn nín tóu tòng chí xù de shí jiān yǒu duō
请 问 您 头 痛 持 续 的 时 间 有 多
cháng
长 ?

（6）Was the pain constant or intermittent?

qǐng wèn nín de tóu tòng shì zhèn fā xìng hái shi chí
请 问 您 的 头 痛 是 阵 发 性 还 是 持

xù xìng de
续 性 的 ?

（7）Was there any special time for the headache? Was it in the morning or during the night?

qǐng wèn nín tóu tòng yǒu wú tè dìng de fā zuò shí
请 问 您 头 痛 有 无 特 定 的 发 作 时

jiān qīng chén huò shi yè jiān
间 ? 清 晨 或 是 夜 间 ?

（8）Could you show me/point out exactly where the pain is?

qǐng wèn nín néng zhǐ chū téng tòng de jù tǐ bù wèi
请 问 您 能 指 出 疼 痛 的 具 体 部 位

ma
吗 ?

（9）Was the headache located in forehead, temple or occiput?

qǐng wèn nín tóu tòng de bù wèi shì é bù niè
请 问 您 头 痛 的 部 位 是 额 部 、 颞

bù huò zhěn bù
部 或 枕 部 ?

（10）Was the headache unilateral or bilateral?

qǐng wèn nín tóu tòng shì dān cè hái shi shuāng cè
请 问 您 头 痛 是 单 侧 还 是 双 侧

téng tòng
疼 痛 ?

（11）Was the headache tingling or throbbing?

qǐng wèn nín tóu tòng de xìng zhì shì cì tòng hái shi
请 问 您 头 痛 的 性 质 是 刺 痛 还 是

bó dòng xìng tòng
搏 动 性 痛 ?

（12）Could you please describe the headache? Was it sharp, dull, pulsating, or pressure-like?

néng fǒu qǐng nín miáo shù tóu tòng de xìng zhì shì
能 否 请 您 描 述 头 痛 的 性 质 ， 是
cì tòng dùn tòng tiào tòng hái shì xiàng yǒu
刺 痛 、 钝 痛 、 跳 痛 ， 还 是 像 有
gè tóu gū yā pò shì de tòng
个 头 箍 压 迫 似 的 痛 ？

（13）On a scale of 1 to 10, with 10 being the worst, how would you rate your headache?

rú guǒ jiāng téng tòng fēn wéi yī dào shí jí qí
如 果 将 疼 痛 分 为 一 到 十 级 ， 其
zhōng shí jí shì zuì tòng de nín xiàn zài de tóu
中 十 级 是 最 痛 的 ， 您 现 在 的 头
tòng shì jǐ jí
痛 是 几 级 ？

（14）Could you figure out what might cause the headache?

qǐng wèn nín zhī dào yǒu shén me yǐn qǐ tóu tòng de
请 问 您 知 道 有 什 么 引 起 头 痛 的
yuán yīn ma
原 因 吗 ？

（15）Was the pain exacerbated with coughing, sneezing, or shaking head?

qǐng wèn nín ké sou dǎ pēn tì huò yáo tóu shí
请 问 您 咳 嗽 、 打 喷 嚏 或 摇 头 时
tóu tòng shì fǒu jiā jù
头 痛 是 否 加 剧 ？

（16）Did you have any head trauma or surgery?

qǐng wèn nín de tóu bù shì fǒu yǒu guò wài shāng huò
请 问 您 的 头 部 是 否 有 过 外 伤 或
shǒu shù shǐ
手 术 史 ？

（17）Did your headache wake you up at night?

qǐng wèn nín yè lǐ huì tòng xǐng ma
请 问 您 夜 里 会 痛 醒 吗 ？

（18） Was there anything might make the headache worse?

qǐng wèn nín zhī dào yǒu shén me yīn sù kě néng jiā
请 问 您 知 道 有 什 么 因 素 可 能 加

zhòng tóu tòng ma
重 头 痛 吗 ？

（19） What might make it better?

yǒu shén me kě yǐ jiǎn qīng tóu tòng de yīn sù
有 什 么 可 以 减 轻 头 痛 的 因 素

ma
吗 ？

（20） Did you have any change in your vision/sight before/during/after the headache?

qǐng wèn nín de shì lì zài tóu tòng qián zhōng
请 问 您 的 视 力 在 头 痛 前 / 中 /

hòu yǒu hé biàn huà
后 有 何 变 化 ？

（21） Did you feel any limb numbness or weakness before/during/after the headache?

qǐng wèn nín zài tóu tòng qián zhōng hòu yǒu fǒu
请 问 您 在 头 痛 前 / 中 / 后 有 否

chū xiàn zhī tǐ má mù huò zhī tǐ wú lì
出 现 肢 体 麻 木 或 肢 体 无 力 ？

（22） Did you feel nauseated/vomiting?

qǐng wèn nín shì fǒu bàn yǒu ě xin ǒu tù
请 问 您 是 否 伴 有 恶 心 / 呕 吐 ？

（23） Do you have any fever or stiff neck associated with the headache?

qǐng wèn nín shì fǒu bàn yǒu fā rè huò jǐng xiàng
请 问 您 是 否 伴 有 发 热 或 颈 项

qiáng　zhí
强　直？

（24）Did any member of your family have similar symptoms?

qǐng　wèn　nín　zhí　xí　qīn　shǔ　zhōng　yǒu　wú　lèi　sì　qíng
请　问　您　直　系　亲　属　中　有　无　类　似　情

kuàng　fā　shēng
况　发　生　?

（25）Did you eat any special drug or food, such as chocholate or
bacon?

qǐng　wèn　nín　yǒu　méi　yǒu　chī　guò　shén　me　tè　bié　de
请　问　您　有　没　有　吃　过　什　么　特　别　的

yào　wù　jí　shí　wù　　　bǐ　rú　qiǎo　kè　lì　huò　zhě
药　物　及　食　物　,　比　如　巧　克　力　或　者

xián　ròu　děng
咸　肉　等　?

（26）Do you have any history of hypertension, cerebral infarc-
tion, diabetes, or cervical spondylosis?

qǐng　wèn　nín　yǒu　wú　gāo　xuè　yā　　　nǎo　gěng　　　táng
请　问　您　有　无　高　血　压　、　脑　梗　、　糖

niào　bìng　　　jǐng　zhuī　bìng　děng　màn　xìng　bìng　shǐ
尿　病　、　颈　椎　病　等　慢　性　病　史　?

4. 耳痛 (ear pain/earache/otalgia)

A. 问诊要点

（1）耳痛发病时间

（2）耳痛性质

（3）耳痛程度

（4）耳痛伴随症状：头痛、耳流脓等

（5）可能引起耳痛的因素以及加重或减轻耳痛因素

（6）是否伴有发热以及咽痛

（7）外伤史以及手术史

（8）是否伴有听力下降、耳鸣、眩晕等症状

B. 导致耳痛常见原因

（1）外耳痛

　　① 感染因素

——外耳道炎/疖肿

——带状疱疹

——耳廓蜂窝组织炎

　　② 外伤

　　③ 耳道异物、耵聍栓塞、外耳道肿物等

（2）中耳/内耳因素

　　① 感染/炎症因素

——急性中耳炎

——分泌性中耳炎

——乳突炎、鼓膜炎、颅底感染

　　② 外伤：穿孔伤、气压伤

　　③ 肿瘤因素

④ 其他因素：Wegener 式肉芽肿、胆脂瘤
（3）放射痛
　　　① 感染因素：鼻窦炎、牙源性、咽部感染等
　　　② 神经源性：三叉神经痛、舌咽神经痛
　　　③ 其他因素：甲状腺炎、颈椎病变、颞颌关节炎等

C. 耳痛问诊常用语示范

（1）Do you have any ear pain/earache?

qǐng wèn nín yǒu ěr tòng ma
请 问 您 有 耳 痛 吗 ？

（2）When did your ear pain/earache start?

qǐng wèn nín ěr tòng shì shén me shí hou kāi shǐ
请 问 您 耳 痛 是 什 么 时 候 开 始

de
的 ？

（3）Did your ear pain/earache travel anywhere else?

qǐng wèn nín de ěr tòng xiàng qí tā dì fāng fàng shè
请 问 您 的 耳 痛 向 其 他 地 方 放 射

ma
吗 ？

（4）Did you have a fever?

qǐng wèn yǒu fā rè ma
请 问 有 发 热 吗 ？

（5）Did you have any hearing problem?

qǐng wèn nín de tīng lì yǒu wèn tí ma
请 问 您 的 听 力 有 问 题 吗 ？

（6）Did you have any tinnitus?

qǐng wèn nín yǒu ěr míng ma
请 问 您 有 耳 鸣 吗 ？

（7）Was there any discharge from your ears（otorrhea）?

qǐng wèn nín ěr duo lǐ yǒu fēn mì wù liú chū lái
请 问 您 耳 朵 里 有 分 泌 物 流 出 来
ma
吗 ?

（8） What color was the discharge?

qǐng wèn fēn mì wù shì shén me yán sè de
请 问 分 泌 物 是 什 么 颜 色 的 ？

（9） Was there any blood in the discharge?

qǐng wèn fēn mì wù zhōng yǒu xiě ma
请 问 分 泌 物 中 有 血 吗 ？

（10） Did you use any Q-tips?

qǐng wèn nín yòng mián qiān tāo ěr duo ma
请 问 您 用 棉 签 掏 耳 朵 吗 ？

（11） Are you using any hearing aids?

qǐng wèn nín yòng zhù tīng qì ma
请 问 您 用 助 听 器 吗 ？

（12） Was there any pain in front of your ears?

qǐng wèn ěr duo qián fāng téng ma
请 问 耳 朵 前 方 疼 吗 ？

（13） Was there anything might make your ear pain/earache better?

qǐng wèn yǒu shén me yīn sù kě yǐ shǐ nín de ěr
请 问 有 什 么 因 素 可 以 使 您 的 耳
tòng jiǎn qīng ma
痛 减 轻 吗 ？

（14） Was there anything might make your pain1 earache worse?

yǒu shén me yīn sù kě néng shǐ nín de ěr tòng jiā
有 什 么 因 素 可 能 使 您 的 耳 痛 加
zhòng ma
重 吗 ？

（15）Did you have any trauma on your ears or head?

qǐng wèn nín de ěr duo huò zhě tóu bù shòu guò
请 问 您 的 耳 朵 或 者 头 部 受 过

shāng ma
伤 吗？

（16）Did you have any ear surgery before?

qǐng wèn yǐ qián nín de ěr duo zuò guò shǒu shù
请 问 以 前 您 的 耳 朵 做 过 手 术

ma
吗？

（17）Did you take any ear drops/medications?

qǐng wèn nín de ěr duo yòng guò yào ma
请 问 您 的 耳 朵 用 过 药 吗？

（18）On a scale of 1 to 10, with 10 being the worst, how would you rate your ear pain/earache?

rú guǒ jiāng téng tòng fēn wéi yī dào shí jí qí
如 果 将 疼 痛 分 为 一 到 十 级， 其

zhōng shí jí shì zuì tòng de nín xiàn zài de ěr
中 十 级 是 最 痛 的， 您 现 在 的 耳

tòng shì jǐ jí
痛 是 几 级？

（19）Could you please describe the earache/ear pain? Was it sharp, dull, or pulsating?

néng fǒu qǐng nín miáo shù ěr tòng de xìng zhì shì
能 否 请 您 描 述 耳 痛 的 性 质， 是

cì tòng dùn tòng hái shi tiào tòng
刺 痛、 钝 痛 还 是 跳 痛？

5. 耳溢液/耳流脓 (otorrhea/ear discharge)

A. 问诊要点

（1）耳流脓发病时间

（2）伴随症状：头痛、恶心/呕吐、耳痛、听力下降等

（3）脓液（分泌物）特点：量、颜色、气味等

（4）用药和治疗情况

（5）是否伴有发热/咽痛

（6）外伤史和手术史

B. 导致耳流脓常见原因

（1）外耳因素

　　① 感染因素

——外耳道炎/疖肿

——耳廓蜂窝组织炎

　　② 外伤

　　③ 耳道异物、耵聍栓塞、外耳道肿物等

（2）中耳/内耳因素

　　① 感染/炎症因素

——急性中耳炎

——乳突炎、鼓膜炎、颅底感染

　　② 外伤/颅底骨折导致脑脊液耳漏

　　③ 肿瘤因素

　　④ 其他因素：Wenener 式肉芽肿/胆脂瘤

C. 耳溢液/耳流脓问诊常用语示范

（1）When did your ear discharge start?

qǐng wèn nín hé shí kāi shǐ chū xiàn ěr duo liú nóng
请 问 您 何 时 开 始 出 现 耳 朵 流 脓

de
的 ？

（2）Was your ear discharge on one ear/unilaterally or on both ears/bilaterally?

qǐng wèn shì dān ěr hái shi shuāng ěr liú nóng
请 问 是 单 耳 还 是 双 耳 流 脓 ？

（3）Was your ear discharge constant, or did it come and go?

qǐng wèn nín ěr liú nóng shì chí xù xìng de hái
请 问 您 耳 流 脓 是 持 续 性 的 ， 还

shi jiàn xiē xìng de
是 间 歇 性 的 ？

（4）Did you have any earache/ear pain?

qǐng wèn nín yǒu ěr tòng ma
请 问 您 有 耳 痛 吗 ？

（5）Did you have any hearing loss/problem?

qǐng wèn nín yǒu tīng lì xià jiàng ma
请 问 您 有 听 力 下 降 吗 ？

（6）Did you have any itchy ear?

qǐng wèn nín yǒu ěr duo yǎng ma
请 问 您 有 耳 朵 痒 吗 ？

（7）Did you have any dizziness?

qǐng wèn nín yǒu xuàn yùn ma
请 问 您 有 眩 晕 吗 ？

（8）Did you have any headache?

qǐng wèn nín yǒu tóu tòng ma
请 问 您 有 头 痛 吗 ？

(9) Was your ear discharge clear or purulent?

<ruby>请<rt>qǐng</rt></ruby> <ruby>问<rt>wèn</rt></ruby> <ruby>流<rt>liú</rt></ruby> <ruby>出<rt>chū</rt></ruby> <ruby>来<rt>lái</rt></ruby> <ruby>的<rt>de</rt></ruby> <ruby>是<rt>shì</rt></ruby> <ruby>清<rt>qīng</rt></ruby> <ruby>水<rt>shuǐ</rt></ruby> <ruby>样<rt>yàng</rt></ruby> <ruby>还<rt>hái</rt></ruby> <ruby>是<rt>shi</rt></ruby> <ruby>脓<rt>nóng</rt></ruby> <ruby>性<rt>xìng</rt></ruby> <ruby>分<rt>fēn</rt></ruby> <ruby>泌<rt>mì</rt></ruby> <ruby>物<rt>wù</rt></ruby> ?

(10) Was there any blood in the ear discharge?

<ruby>请<rt>qǐng</rt></ruby> <ruby>问<rt>wèn</rt></ruby> <ruby>分<rt>fēn</rt></ruby> <ruby>泌<rt>mì</rt></ruby> <ruby>物<rt>wù</rt></ruby> <ruby>中<rt>zhōng</rt></ruby> <ruby>有<rt>yǒu</rt></ruby> <ruby>血<rt>xiě</rt></ruby> <ruby>吗<rt>ma</rt></ruby> ?

(11) Did the discharge smell odd?

<ruby>请<rt>qǐng</rt></ruby> <ruby>问<rt>wèn</rt></ruby> <ruby>分<rt>fēn</rt></ruby> <ruby>泌<rt>mì</rt></ruby> <ruby>物<rt>wù</rt></ruby> <ruby>有<rt>yǒu</rt></ruby> <ruby>臭<rt>chòu</rt></ruby> <ruby>味<rt>wèi</rt></ruby> <ruby>吗<rt>ma</rt></ruby> ?

(12) Did you catch cold recently?

<ruby>请<rt>qǐng</rt></ruby> <ruby>问<rt>wèn</rt></ruby> <ruby>您<rt>nín</rt></ruby> <ruby>最<rt>zuì</rt></ruby> <ruby>近<rt>jìn</rt></ruby> <ruby>有<rt>yǒu</rt></ruby> <ruby>没<rt>méi</rt></ruby> <ruby>有<rt>yǒu</rt></ruby> <ruby>感<rt>gǎn</rt></ruby> <ruby>冒<rt>mào</rt></ruby> ?

(13) Did you swim recently?

<ruby>请<rt>qǐng</rt></ruby> <ruby>问<rt>wèn</rt></ruby> <ruby>您<rt>nín</rt></ruby> <ruby>最<rt>zuì</rt></ruby> <ruby>近<rt>jìn</rt></ruby> <ruby>游<rt>yóu</rt></ruby> <ruby>泳<rt>yǒng</rt></ruby> <ruby>了<rt>le</rt></ruby> <ruby>吗<rt>ma</rt></ruby> ?

(14) Did you have any head trauma recently?

<ruby>请<rt>qǐng</rt></ruby> <ruby>问<rt>wèn</rt></ruby> <ruby>您<rt>nín</rt></ruby> <ruby>最<rt>zuì</rt></ruby> <ruby>近<rt>jìn</rt></ruby> <ruby>头<rt>tóu</rt></ruby> <ruby>部<rt>bù</rt></ruby> <ruby>受<rt>shòu</rt></ruby> <ruby>过<rt>guò</rt></ruby> <ruby>伤<rt>shāng</rt></ruby> <ruby>吗<rt>ma</rt></ruby> ?

(15) Did you have any ear surgery before?

<ruby>请<rt>qǐng</rt></ruby> <ruby>问<rt>wèn</rt></ruby> <ruby>您<rt>nín</rt></ruby> <ruby>以<rt>yǐ</rt></ruby> <ruby>前<rt>qián</rt></ruby> <ruby>耳<rt>ěr</rt></ruby> <ruby>朵<rt>duo</rt></ruby> <ruby>做<rt>zuò</rt></ruby> <ruby>过<rt>guò</rt></ruby> <ruby>手<rt>shǒu</rt></ruby> <ruby>术<rt>shù</rt></ruby> <ruby>吗<rt>ma</rt></ruby> ?

(16) Did you use Q-tips frequently?

<ruby>请<rt>qǐng</rt></ruby> <ruby>问<rt>wèn</rt></ruby> <ruby>您<rt>nín</rt></ruby> <ruby>经<rt>jīng</rt></ruby> <ruby>常<rt>cháng</rt></ruby> <ruby>掏<rt>tāo</rt></ruby> <ruby>耳<rt>ěr</rt></ruby> <ruby>朵<rt>duo</rt></ruby> <ruby>吗<rt>ma</rt></ruby> ?

6. 听力下降/耳聋 (hearing loss/deafness)

A. 问诊要点

（1）耳聋发病时间

（2）耳聋特点：突发性/渐进性

（3）伴发症状：头痛、头昏、眩晕、视物旋转等

（4）外伤史以及手术史

（5）过去史：糖尿病、高血压等

（6）工作环境、生活习惯

（7）使用药物情况

B. 导致耳聋常见原因

（1）传音性耳聋

　　① 外耳道因素：先天性发育异常、炎症、感染、异物阻塞等

　　② 中耳因素：先天性异常、中耳炎、胆脂瘤、耳硬化症、鼓膜穿孔、肿瘤等

（2）感音神经性耳聋

　　① 内耳因素：老年性、噪音、耳毒性药物、创伤、内耳病变、感染等

　　② 蜗后—中枢性因素：桥小脑角占位（听神经瘤）、脑膜炎、多发性硬化

（3）先天性/遗传性疾病导致耳聋

C. 耳聋问诊常用语示范

（1）When did you notice the hearing problem?

qǐng wèn nín shén me shí hou fā xiàn tīng lì xià jiàng de

请问您什么时候发现听力下降的？

（2）Did the hearing loss happen suddenly or develop gradually?

qǐng wèn nín de tīng lì xià jiàng shì tū rán fā shēng
请 问 您 的 听 力 下 降 是 突 然 发 生
de hái shi zhú jiàn fā zhǎn de
的 还 是 逐 渐 发 展 的 ？

（3）Was your hearing loss progressing?

qǐng wèn nín de tīng lì xià jiàng zhú jiàn jiā zhòng
请 问 您 的 听 力 下 降 逐 渐 加 重
ma
吗 ？

（4）Did you have any dizziness?

qǐng wèn nín yǒu xuàn yùn ma
请 问 您 有 眩 晕 吗 ？

（5）Did you have any ear/aural fullness?

qǐng wèn nín yǒu ěr bù mēn zhàng gǎn ma
请 问 您 有 耳 部 闷 胀 感 吗 ？

（6）Did you have any earache/ear pain?

qǐng wèn nín yǒu ěr tòng ma
请 问 您 有 耳 痛 吗 ？

（7）Did you have any head trauma before?

qǐng wèn nín tóu bù shòu guò shāng ma
请 问 您 头 部 受 过 伤 吗 ？

（8）Was your work environment noisy?

qǐng wèn nín de gōng zuò huán jìng zào shēng hěn dà
请 问 您 的 工 作 环 境 噪 声 很 大
ma
吗 ？

（9）Did you often use headsets to listen loud music?

qǐng wèn nín jīng cháng yòng ěr jī tīng yīn yuè ma
请 问 您 经 常 用 耳 机 听 音 乐 吗 ？

（10） Did anybody else in your family have the similar hearing problems?

qǐng wèn nín jiā li qí tā rén yǒu lèi sì tīng lì
请 问 您 家 里 其 他 人 有 类 似 听 力
wèn tí ma
问 题 吗 ？

（11） Did you use any ototoxic medications, such as gentamicin, aspirin or lasix?

qǐng wèn nín yòng guò yī xiē ěr dú xìng yào wù
请 问 您 用 过 一 些 耳 毒 性 药 物
ma bǐ rú qìng dà méi sù ā sī pǐ lín
吗 ？ 比 如 庆 大 霉 素 、 阿 司 匹 林
huò sù niào děng
或 速 尿 等 。

7. 耳鸣（tinnitus）

A. 问诊要点

（1）耳鸣开始时间

（2）耳鸣性质：高频/低频、持续性/间断性

（3）引起耳鸣的可能因素、加重/减轻因素

（4）耳鸣伴发症状：头痛/头昏、听力下降、视力改变等

（5）药物因素

（6）外伤史和手术史

（7）家族史

B. 引起耳鸣常见原因

（1）听力因素相关耳鸣

    ① 外耳/中耳因素：炎症/感染、异物/阻塞等

    ② 耳蜗/前庭器官因素：老年性、药物因素、耳硬化症、耳蜗积水、创伤、噪音、感染因素等

    ③ 听神经因素：肿瘤压迫、听神经瘤

    ④ 脑干/皮层因素：脑供血不足、脑膜炎、内分泌疾病

（2）非听力因素相关耳鸣

    ① 搏动性耳鸣：血管因素（动静脉瘘、血管瘤、静脉哼鸣）、颈内静脉球瘤

    ② 非搏动性耳鸣：颞颌关节功能异常、腭帆张肌痉挛、颈部扭伤

    ③ 精神性耳鸣

C. 耳鸣问诊常用语示范

（1）Do you have any ear rings/tinnitus?

qǐng wèn nín yǒu ěr míng ma
请 问 您 有 耳 鸣 吗？

（2）When did your tinnitus start?

qǐng wèn nín de ěr míng shì cóng shén me shí hou kāi
请 问 您 的 耳 鸣 是 从 什 么 时 候 开
shǐ de
始 的？

（3）Which side did you have the tinnitus?

qǐng wèn nín ěr míng zài nǎ yī biān
请 问 您 耳 鸣 在 哪 一 边？

（4）Was your tinnitus high pitch or low pitch?

qǐng wèn nín de ěr míng shì gāo yīn diào de gāo
请 问 您 的 耳 鸣 是 高 音 调 的 / 高
pín de hái shi dī yīn diào de dī pín de
频 的 还 是 低 音 调 的 / 低 频 的？

（5）Was your tinnitus constant, or did it come and go?

qǐng wèn nín de ěr míng shì chí xù xìng de hái shi
请 问 您 的 耳 鸣 是 持 续 性 的 还 是
jiàn xiē xìng de
间 歇 性 的？

（6）Could you please describe the tinnitus for me?

néng qǐng nín wèi wǒ miáo shù yī xià ěr míng ma
能 请 您 为 我 描 述 一 下 耳 鸣 吗？

（7）When did the tinnitus bother you most?

nín jué dé ěr míng shén me shí hou zuì míng xiǎn
您 觉 得 耳 鸣 什 么 时 候 最 明 显？

（8）Did it cause you any trouble falling asleep?

qǐng wèn ěr míng huì yǐng xiǎng nín rù shuì ma
请 问 耳 鸣 会 影 响 您 入 睡 吗？

(9) Did you have any hearing loss?

qǐng wèn nín yǒu tīng lì xià jiàng ma
请 问 您 有 听 力 下 降 吗 ?

(10) Did you have any dizziness?

qǐng wèn nín yǒu xuàn yùn ma
请 问 您 有 眩 晕 吗 ?

(11) Did you have any ear fullness?

qǐng wèn nín yǒu ěr mēn zhàng gǎn ma
请 问 您 有 耳 闷 胀 感 吗 ?

(12) Did the tinnitus associate with your heart beat or breath?

qǐng wèn ěr míng shēng yǔ nín de xīn tiào huò hū
请 问 耳 鸣 声 与 您 的 心 跳 或 呼

xī yǒu guān ma
吸 有 关 吗 ?

8. 眩晕 (dizziness)

A. 问诊要点

（1）眩晕起病时间

（2）发生眩晕的可能诱因：劳累、体位变化等

（3）伴发症状：头痛/头昏、耳鸣、听力下降、视力改变、恶心/呕吐等

（4）眩晕发作特点：频率、持续时间等

（5）外伤史

（6）基础健康状态：高血压、糖尿病以及其他疾病史

（7）服用药物情况

B. 引起眩晕常见原因

（1）真性眩晕

    ① 周围性前庭功能障碍：良性位置性眩晕、迷路炎、梅尼埃病、耳毒性药物等

    ② 中枢性前庭功能障碍：脑血管病变、脱髓鞘病变、药物/酒精中毒

（2）头晕

    ① 精神源性

    ② 平衡失调

    ③ 晕厥

C. 眩晕问诊常用语示范

（1）Did you ever feel any dizzy or lightheaded?

qǐng wèn nín gǎn dào xuàn yùn　tóu hūn ma

请 问 您 感 到 眩 晕 / 头 昏 吗？

（2）How often did you have the similar problem?

qǐng wèn lèi sì de gǎn jué duō jiǔ fā shēng yī
请 问 类 似 的 感 觉 多 久 发 生 一

cì
次 ？

（3）When was the first time you had the dizziness?

qǐng wèn nín dì yī cì xuàn yùn fā zuò shì shén me
请 问 您 第 一 次 眩 晕 发 作 是 什 么

shí hou
时 候 ？

（4）What were you doing when the dizziness happened?

xuàn yùn fā shēng de shí hou nín zhèng zài zuò shén
眩 晕 发 生 的 时 候 您 正 在 做 什

me
么 ？

（5）Could you tell me exactly what you mean by dizziness?

néng qǐng nín gào su wǒ nín suǒ shuō de xuàn
能 请 您 告 诉 我 您 所 说 的 " 眩

yùn shì shén me yì si ma
晕 " 是 什 么 意 思 吗 ？

（6）Did you feel the room spinning around you, or floating in front of you?

nín shì fǒu gǎn dào fáng jiān zài xuán zhuàn huò zhě
您 是 否 感 到 房 间 在 旋 转 ， 或 者

zuǒ yòu huǎng dòng
左 右 晃 动 ？

（7）Did you have any black out?

yǒu guò yǎn qián fā hēi ma
有 过 眼 前 发 黑 吗 ？

（4）精神疾病

C. 嗅觉障碍问诊常用语示范

（1）Do you have a smell disorder?

qǐng wèn nín yǒu xiù jué zhàng ài　　yì cháng ma
请 问 您 有 嗅 觉 障 碍／异 常 吗？

（2）When did your smell disorders start?

qǐng wèn nín de xiù jué zhàng ài shì shén me shí hou
请 问 您 的 嗅 觉 障 碍 是 什 么 时 候
kāi shǐ de
开 始 的？

（3）Was the symptom constant/progressive, or did it come
and go?

qǐng wèn zhèng zhuàng shì chí xù xìng　　jiàn jìn xìng
请 问 症 状 是 持 续 性／渐 进 性，
huò shì fǎn fù fā zuò de
或 是 反 复 发 作 的？

（4）Did you smell anything odd?

qǐng wèn nín shì fǒu wén dào shén me yì cháng de wèi
请 问 您 是 否 闻 到 什 么 异 常 的 味
dào
道？

（5）Did you ever have any head injury?

qǐng wèn nín tóu bù shòu guò shāng ma
请 问 您 头 部 受 过 伤 吗？

（6）Did you have any problem with nasal breathing?

qǐng wèn nín bí zi hū xī yǒu kùn nan ma
请 问 您 鼻 子 呼 吸 有 困 难 吗？

（7）Did you have a runny nose/nasal discharge?

qǐng wèn nín liú bí tì ma
请 问 您 流 鼻 涕 吗？

（8）Was your nasal discharge clear or purulent?

请问您的鼻涕是清鼻涕还是脓鼻涕？

（9）Was there any blood in your nasal discharge?

请问您的鼻涕中有血吗？

（10）Did you have a headache?

请问您头疼吗？

（11）Did you have any problem with your vision?

请问您眼睛看东西／视力有问题吗？

（12）Did any member of your family have the similar symptom?

请问你家人有类似症状吗？

（13）Apart from the odd smell, did you see or hear anything strange?

除了奇怪的气味，您是否还能看到或听到什么奇怪的东西？

（14）Did you travel recently?

请问您最近外出旅行了吗？

11. 鼻出血/鼻衄（epistaxis/hemorrhinia/rhinor-rhagia/nosebleed）

A. 问诊要点

（1）鼻出血开始时间

（2）是否有外伤或挖鼻习惯

（3）是否伴随鼻塞、流涕、鼻干不适等

（4）鼻出血是从前鼻孔流出（单侧/双侧），还是回吸性血涕

（5）出血量及出血性状（鲜血/陈旧性血迹/血痂）

（6）是否有头颅外伤史或手术史

（7）是否伴有其他部位出血/瘀血现象

（8）与月经的关系及是否周期性鼻出血

B. 引起鼻出血常见原因

（1）局部因素

　① 外伤

　② 鼻中隔偏曲

　③ 感染：急性鼻炎、鼻窦炎

　④ 肿瘤：鼻腔、鼻窦、鼻咽部肿瘤

　⑤ 异物：特别是儿童患者反复出现单侧少量鼻出血，要考虑异物可能

（2）全身因素

　① 急性热性感染性疾病

　② 心血管疾病

　③ 血液系统疾病

　④ 营养不良、维生素缺乏

　⑤ 肝脏、肾脏功能异常

⑥ 中毒性

⑦ 其他因素：子宫内膜异位症等

C. 鼻出血问诊常用语示范

（1）When did your nose bleeding start?

qǐng wèn nín bí chū xiě shì shén me shí hou kāi shǐ
请 问 您 鼻 出 血 是 什 么 时 候 开 始

de
的 ？

（2）Did you have any trauma on your nose before?

qǐng wèn nín de bí zi shòu guò shāng ma
请 问 您 的 鼻 子 受 过 伤 吗？

（3）Did you have any nasal surgery before?

qǐng wèn nín de bí zi zuò guò shǒu shù ma
请 问 您 的 鼻 子 做 过 手 术 吗？

（4）How much was the nosebleed?

qǐng wèn chū xiě liàng yǒu duō shǎo
请 问 出 血 量 有 多 少？

（5）How much was the nosebleed each time?

qǐng wèn měi cì chū xiě liàng yǒu duō shǎo
请 问 每 次 出 血 量 有 多 少？

（6）Did you have the same episode before?

qǐng wèn nín yǐ qián bí zi chū guò xiě ma
请 问 您 以 前 鼻 子 出 过 血 吗？

（7）How often did you have the nosebleed?

qǐng wèn nín guò qù duō cháng shí jiān chū xiàn bí chū
请 问 您 过 去 多 长 时 间 出 现 鼻 出

xiě
血 ？

（8）Did you have a headache?

qǐng wèn nín yǒu tóu tòng ma
请 问 您 有 头 痛 吗 ？

（9）Did you have a fever?

qǐng wèn nín yǒu fā rè ma
请 问 您 有 发 热 吗 ？

（10）Did you feel lightheaded/faint?

qǐng wèn nín yǒu tóu hūn ma
请 问 您 有 头 昏 吗 ？

（11）Did you feel nauseated/vomiting?

qǐng wèn nín yǒu ě xin ǒu tù ma
请 问 您 有 恶 心 ／ 呕 吐 吗 ？

（12）Did you have any palpitatation or sweating?

qǐng wèn nín yǒu xīn huāng chū hàn ma
请 问 您 有 心 慌 、 出 汗 吗 ？

（13）Are you taking any medications, aspirin for example?

qǐng wèn nín zài fú yòng shén me yào pǐn ma bǐ
请 问 您 在 服 用 什 么 药 品 吗 ， 比

rú ā sī pǐ lín
如 阿 司 匹 林 ？

（14）Did you have any liver disease?

qǐng wèn nín yǒu gān zàng jí bìng ma
请 问 您 有 肝 脏 疾 病 吗 ？

（15）Did you have hypertension?

qǐng wèn nín yǒu gāo xuè yā ma
请 问 您 有 高 血 压 吗 ？

（16）Did you have diabetes?

qǐng wèn nín yǒu táng niào bìng ma
请 问 您 有 糖 尿 病 吗 ？

（17）Did you have any tendency of bleeding?

qǐng wèn nín píng shí róng yì chū xiě ma
请 问 您 平 时 容 易 出 血 吗 ？

（18）Did you have any bruise on your body?

<ruby>请<rt>qǐng</rt></ruby> <ruby>问<rt>wèn</rt></ruby> <ruby>您<rt>nín</rt></ruby> <ruby>身<rt>shēn</rt></ruby> <ruby>上<rt>shang</rt></ruby> <ruby>有<rt>yǒu</rt></ruby> <ruby>青<rt>qīng</rt></ruby> <ruby>紫<rt>zǐ</rt></ruby> <ruby>瘀<rt>yū</rt></ruby> <ruby>斑<rt>bān</rt></ruby> <ruby>吗<rt>ma</rt></ruby> ？

（19）Was there any correlation between the nosebleed and your menstrual period?

<ruby>请<rt>qǐng</rt></ruby> <ruby>问<rt>wèn</rt></ruby> <ruby>鼻<rt>bí</rt></ruby> <ruby>出<rt>chū</rt></ruby> <ruby>血<rt>xiě</rt></ruby> <ruby>与<rt>yǔ</rt></ruby> <ruby>您<rt>nín</rt></ruby> <ruby>的<rt>de</rt></ruby> <ruby>月<rt>yuè</rt></ruby> <ruby>经<rt>jīng</rt></ruby> <ruby>周<rt>zhōu</rt></ruby> <ruby>期<rt>qī</rt></ruby> <ruby>有<rt>yǒu</rt></ruby>
<ruby>关<rt>guān</rt></ruby> <ruby>系<rt>xi</rt></ruby> <ruby>吗<rt>ma</rt></ruby> ？

12. 咽痛 (sore throat/pharyngalgia)

A. 问诊要点

（1）咽痛发病时间

（2）咽痛性质及咽痛程度

（3）咽痛频率及持续时间

（4）伴随症状：发热、头痛、咳嗽或咳痰、吞咽困难、呼吸困难、耳痛等

（5）前驱症状及诱发因素

（6）家族聚集发病情况

（7）旅行史及流行病学史

B. 引起咽痛常见原因

（1）感染因素：病毒性、细菌性、支原体、真菌感染等

（2）慢性咽痛：张口呼吸、胃酸反流等

（3）外伤、肿瘤等

C. 咽痛问诊常用语示范

（1）When did your sore throat start?

　　qǐng wèn nín shén me shí hou kāi shǐ hóu lóng tòng
　　请　问　您　什　么　时　候　开　始　喉　咙　痛

　　de
　　的　?

（2）On a scale of 1 to 10, with 10 being the worst, how would you rate your sore throat?

　　rú guǒ jiāng téng tòng fēn wéi yī dào shí jí　　qí
　　如　果　将　疼　痛　分　为　一　到　十　级　，　其

zhōng shí jí shì zuì tòng de   nín xiàn zài yān tòng
中 十 级 是 最 痛 的， 您 现 在 咽 痛

shì jǐ jí
是 几 级？

（3） Did you have a fever?

qǐng wèn nín yǒu fā rè ma
请 问 您 有 发 热 吗？

（4） Did you have a headache?

qǐng wèn nín yǒu tóu téng ma
请 问 您 有 头 疼 吗？

（5） Did you have any problem in swallowing?

qǐng wèn tūn yàn yǒu kùn nan ma
请 问 吞 咽 有 困 难 吗？

（6） Would swallow make your sore throat worse?

qǐng wèn tūn yàn huì jiā zhòng nín de yān tòng ma
请 问 吞 咽 会 加 重 您 的 咽 痛 吗？

（7） Did you have any breathing problem?

qǐng wèn nín hū xī yǒu kùn nan ma
请 问 您 呼 吸 有 困 难 吗？

（8） Did you have any ear pain?

qǐng wèn nín ěr duo tòng ma
请 问 您 耳 朵 痛 吗？

（9） Did you have any cough?

qǐng wèn nín ké sou ma
请 问 您 咳 嗽 吗？

（10） Did you have stuffy nose/nasal congestion?

qǐng wèn nín gǎn dào bí zi dǔ sè ma
请 问 您 感 到 鼻 子 堵 塞 吗？

（11） Did you have runny nose/nasal discharge?

qǐng wèn nín liú bí tì ma
请 问 您 流 鼻 涕 吗？

（12）Did you contact with any sick person recently？

qǐng wèn nín zuì jìn jiē chù guò huàn zhě ma

请 问 您 最 近 接 触 过 患 者 吗 ？

（13）Was there any member of your family have the similar symptoms？

qǐng wèn nín jiā li yǒu rén yǒu lèi sì zhèng zhuàng

请 问 您 家 里 有 人 有 类 似 症 状

ma

吗 ？

（14）Did you travel recently？

qǐng wèn nín zuì jìn yǒu wài chū lǚ xíng ma

请 问 您 最 近 有 外 出 旅 行 吗 ？

13. 吞咽困难 (dysphagia/difficulty swallowing)

A. 问诊要点

（1）吞咽困难开始时间

（2）伴随症状：咽痛、呼吸困难、消瘦或体重减轻、呛咳等。

（3）吞咽困难症状特点：持续性或间断性、突发性或渐进性。

（4）疼痛性质和程度

（5）外伤史及手术史

B. 引起吞咽困难常见原因

（1）口咽部原因导致吞咽困难：外伤、感染、畸形等

（2）神经/肌源性吞咽困难：中枢神经病变、颅神经病变、感染等

（3）食道源性吞咽困难

　　① 梗阻因素：食道因素（间断性/渐进性）、食道外因素（纵隔病变）

　　② 神经肌性：间断性（食道痉挛）、渐进性（多发性硬化、贲门失弛缓症）

C. 吞咽困难问诊常用语示范

（1）Do you have any difficulty swallowing/dysphagia?

qǐng wèn nín yǒu tūn yàn kùn nan ma
请 问 您 有 吞 咽 困 难 吗？

（2）When did your swallowing problem start?

qǐng wèn nín de tūn yàn kùn nan shén me shí hou kāi
请 问 您 的 吞 咽 困 难 什 么 时 候 开

shǐ de
始 的 ？

（3） Was your dysphagia/difficulty swallowing constant, or did it come and go?

qǐng wèn tūn yàn kùn nan shì chí xù xìng hái shì jiàn
请 问 吞 咽 困 难 是 持 续 性 还 是 间
xiē xìng de
歇 性 的 ？

（4） How long did the symptom last?

qǐng wèn tūn yàn kùn nan chí xù le duō jiǔ
请 问 吞 咽 困 难 持 续 了 多 久 ？

（5） How often did your difficulty swallowing come back?

qǐng wèn duō jiǔ chū xiàn yī cì tūn yàn kùn nan
请 问 多 久 出 现 一 次 吞 咽 困 难 ？

（6） Was the swallowing problem progressing?

qǐng wèn tūn yàn kùn nan zhèng zhuàng zài jiā zhòng
请 问 吞 咽 困 难 症 状 在 加 重
ma
吗 ？

（7） Did you have any odynophagia/swallowing pain?

qǐng wèn nín tūn yàn tòng ma
请 问 您 吞 咽 痛 吗 ？

（8） Did you have any dyspnea/shortness of breath?

qǐng wèn nín yǒu hū xī kùn nan qì jí ma
请 问 您 有 呼 吸 困 难 / 气 急 吗 ？

（9） Did you have any choke when swallowing?

qǐng wèn nín tūn yàn shí qiàng ké ma
请 问 您 吞 咽 时 呛 咳 吗 ？

（10） Did you have any hurt in your throat?

qǐng wèn nín yān hóu shòu guò shāng ma
请 问 您 咽 喉 受 过 伤 吗 ？

（11）What kind of food might be more difficult to swallow?

qǐng wèn nǎ xiē shí wù gèng róng yì yǐn qǐ tūn yàn
请 问 哪 些 食 物 更 容 易 引 起 吞 咽

kùn nan
困 难 ?

14. 声音嘶哑/发声困难/失声（hoarseness/dysphonia/aphonia）

A. 问诊要点

（1）声音嘶哑发病时间

（2）病情演变：突发性还是渐进性

（3）伴随症状：发热、咽痛、咳嗽/咳痰、进食困难、胸痛、呼吸困难等

（4）前驱症状及可能诱因

（5）加重或减轻因素

（6）外伤及手术史

（7）工作场所及工作性质：教师、演员等

（8）是否接触刺激性食品、药品、气体等

B. 引起声音嘶哑常见原因

（1）语言障碍

　　① 发育障碍

　　② 退行性病变：粘多糖沉积病、失语症等

　　③ 家暴/虐待、头颅外伤

（2）发声障碍

　　① 鼻音、发音困难、发音模糊等

　　② 构音障碍，伴随/不伴随吞咽困难：中风、脑肿瘤、脑瘫

　　③ 听力障碍：聋哑

　　④ 腭裂及软腭瘫痪

　　⑤ 球麻痹/延髓麻痹

　　⑥ 舌瘫痪及巨舌症

⑦ 帕金森病、多发性硬化、小脑病变、痴呆等

（3）发音器官病变

　　① 炎症性：感染、过敏、用声过度、吸烟、饮酒、食道胃反流性病变

　　② 肿瘤：喉部良性/恶性肿瘤

　　③ 声带功能异常：声带瘫痪（喉返神经受损）、喉痉挛等

（4）精神源性：孤独症、抑郁症、脑干脑炎等

C. 声音嘶哑/发声障碍问诊常用语示范

（1）How long have you been having the hoarseness?

qǐng wèn nín shēng yīn sī yǎ yǒu duō jiǔ le
请 问 您 声 音 嘶 哑 有 多 久 了？

（2）Was the hoarseness constant, or did it come and go?

qǐng wèn shēng yīn sī yǎ shì chí xù xìng de hái shì
请 问 声 音 嘶 哑 是 持 续 性 的 还 是

jiàn xiē xìng de
间 歇 性 的？

（3）How long did the hoarseness last?

qǐng wèn shēng yīn sī yǎ yī bān chí xù duō cháng shí
请 问 声 音 嘶 哑 一 般 持 续 多 长 时

jiān
间？

（4）How often did the hoarseness come back?

tōng cháng duō jiǔ huì chū xiàn yī cì shēng yīn sī
通 常 多 久 会 出 现 一 次 声 音 嘶

yǎ
哑？

（5）Was the hoarseness progressing?

qǐng wèn nín de shēng yīn sī yǎ zài zhú jiàn jiā zhòng
请 问 您 的 声 音 嘶 哑 在 逐 渐 加 重
ma
吗 ？

（6）Was there anything that might cause the hoarseness?

qǐng wèn yǒu shén me kě néng yǐn qǐ nín shēng yīn sī
请 问 有 什 么 可 能 引 起 您 声 音 嘶
yǎ
哑 ？

（7）Was there anything that might make the hoarseness worse?

qǐng wèn yǒu shén me yīn sù kě néng jiā zhòng nín de
请 问 有 什 么 因 素 可 能 加 重 您 的
shēng yīn sī yǎ
声 音 嘶 哑 ？

（8）Was there anything that might make the hoarseness better?

qǐng wèn yǒu shén me yīn sù kě néng jiǎn qīng shēng
请 问 有 什 么 因 素 可 能 减 轻 声
yīn sī yǎ
音 嘶 哑 ？

（9）Did you have any vocal fatigue, or how long could you talk before getting dysphonia?

qǐng wèn nín yǒu fā shēng pí láo ma huò zhě nín
请 问 您 有 发 声 疲 劳 吗 ， 或 者 您
shuō huà duō cháng shí jiān jiù fā bù chū shēng yīn
说 话 多 长 时 间 就 发 不 出 声 音
le
了 ？

（10）Did you have any sore throat or odynophagia?

qǐng wèn nín yān hóu tòng ma
请 问 您 咽 喉 痛 吗 ？

(11) Did you have any dysphagia/difficulty swallowing?

qǐng wèn nín yǒu tūn yàn kùn nan jìn shí zhàng ài
请 问 您 有 吞 咽 困 难 / 进 食 障 碍
ma
吗 ？

(12) Did you have any dyspnea/difficulty of breath?

qǐng wèn nín yǒu hū xī kùn nan ma
请 问 您 有 呼 吸 困 难 吗 ？

(13) Did you have any cough?

qǐng wèn nín ké sou ma
请 问 您 咳 嗽 吗 ？

(14) Did you bring up any phlegm with your cough?

qǐng wèn nín ké sou yǒu tán ma
请 问 您 咳 嗽 有 痰 吗 ？

(15) Was there anything coming up with your cough?

qǐng wèn nín ké sou shí yǒu tán tǔ chū lái ma
请 问 您 咳 嗽 时 有 痰 吐 出 来 吗 ？

(16) What color was the sputum?

qǐng wèn nín tán shì shén me yán sè de
请 问 您 痰 是 什 么 颜 色 的 ？

(17) Was there any blood in your sputum?

qǐng wèn nín tán zhōng yǒu xiě ma
请 问 您 痰 中 有 血 吗 ？

(18) Did you have any allergy?

qǐng wèn nín duì shén me dōng xi guò mǐn ma
请 问 您 对 什 么 东 西 过 敏 吗 ？

(19) Are you taking any medication?

qǐng wèn nín xiàn zài chī shén me yào ma
请 问 您 现 在 吃 什 么 药 吗 ？

15. 胸痛（chest pain）

A. 问诊要点

（1）胸痛起病时间

（2）胸痛部位及是否伴有放射痛

（3）胸痛性质

（4）胸痛程度

（5）伴随症状：咳嗽、胸闷、进食困难、出汗、恶心等

（6）先驱症状、加重因素及减轻因素

（7）与药物、食物的关系

（8）工作环境、生活习惯

（9）家族史、过去史

B. 引起胸痛常见原因

（1）中心性

　　① 心源性

　　——缺血性：心肌梗塞、心绞痛

　　——非缺血性：动脉瘤、心包炎等

　　② 肺源性

　　——肺栓塞（Pulmonary Embolus）

　　——气胸

　　——气管炎

　　——纵隔恶性肿瘤

　　③ 其他原因

　　——胃肠道病变：食管痉挛、食道炎、消化性溃疡病、食道撕裂、胆道疾病、胰腺炎等

　　——神经精神性因素

（2）外周性

　　① 胸壁痛：肋软骨膜炎、带状疱疹等

　　② 呼吸相关：胸膜炎、恶性肿瘤胸膜转移等

C. 胸痛问诊常用语示范

（1）When did your chest pain start?

qǐng wèn nín xiōng tòng shén me shí hou kāi shǐ de
请 问 您 胸 痛 什 么 时 候 开 始 的？

（2）What did you do before the onset of your chest pain?

qǐng wèn fā shēng xiōng tòng de shí hou nín zhèng zài
请 问 发 生 胸 痛 的 时 候 您 正 在

zuò shén me
做 什 么？

（3）Was your chest pain constant, or did it come and go?

qǐng wèn shì chí xù xiōng tòng hái shì jiàn duàn xìng
请 问 是 持 续 胸 痛， 还 是 间 断 性

xiōng tòng
胸 痛？

（4）How long did your chest pain last?

qǐng wèn xiōng tòng chí xù le duō cháng shí jiān
请 问 胸 痛 持 续 了 多 长 时 间？

（5）On a scale of 1 to 10, with 10 being the worst, how would
you rate your chest pain?

rú guǒ jiāng téng tòng fēn wéi yī dào shí jí qí
如 果 将 疼 痛 分 为 一 到 十 级， 其

zhōng shí jí shì zuì tòng de qǐng wèn nín xiàn zài
中 十 级 是 最 痛 的， 请 问 您 现 在

de xiōng tòng shì jǐ jí
的 胸 痛 是 几 级？

（6）Could you please describe your chest pain for me? Was it

sharp, dull, pulsating, or pressure-like?

néng fǒu qǐng nín miáo shù xiōng tòng de xìng zhì　　cì
能 否 请 您 描 述 胸 痛 的 性 质 ， 刺

tòng　　　dùn tòng　　　tiào tòng hái shì yā zhà tòng
痛 、 钝 痛 、 跳 痛 还 是 压 榨 痛 ？

（7） Could you show me/point out the location of the chest pain?

qǐng gào su wǒ xiōng tòng de wèi zhì
请 告 诉 我 胸 痛 的 位 置 ？

（8） Did your chest pain travel anywhere else?

qǐng wèn xiōng tòng xiàng qí tā dì fang fàng shè ma
请 问 胸 痛 向 其 他 地 方 放 射 吗 ？

（9） Was there anything might make your chest pain worse?

yǒu shén me yīn sù kě néng jiā zhòng nín de xiōng
有 什 么 因 素 可 能 加 重 您 的 胸

tòng ma
痛 吗 ？

（10） Was there anything might make your chest pain released?

yǒu shén me yīn sù kě yǐ ràng nín gǎn dào xiōng tòng
有 什 么 因 素 可 以 让 您 感 到 胸 痛

qīng diǎn ma
轻 点 吗 ？

（11） Did you feel nauseated?

qǐng wèn nín gǎn dào ě xin ma
请 问 您 感 到 恶 心 吗 ？

（12） Did you throw up?

qǐng wèn yǒu ǒu tù ma
请 问 有 呕 吐 吗 ？

（13） Did you have shortness of breath/chest tightness?

qǐng wèn nín gǎn dào hū xī kùn nan xiōng mèn ma
请 问 您 感 到 呼 吸 困 难 / 胸 闷 吗 ？

（14） Did you sweat?

qǐng wèn chū hàn le ma
请 问 出 汗 了 吗 ?

（15） Did you have the similar chest pain/episode before?

yǐ qián yǒu guò lèi sì de xiōng tòng ma
以 前 有 过 类 似 的 胸 痛 吗 ?

（16） How bad was the chest pain you had before?

nín yǐ qián de xiōng tòng yán zhòng ma
您 以 前 的 胸 痛 严 重 吗 ?

（17） How often did you have the chest pain before?

yǐ qián nín duō jiǔ chū xiàn yī cì xiōng tòng
以 前 您 多 久 出 现 一 次 胸 痛 ?

（18） Was there anything might cause your chest pain before?

yǐ qián yǒu shén me kě néng yīn sù yòu fā nín de
以 前 有 什 么 可 能 因 素 诱 发 您 的

xiōng tòng ma
胸 痛 吗 ?

（19） Did the chest pain have any correlation with food?

qǐng wèn nín de xiōng tòng yǔ jìn shí yǒu guān
请 问 您 的 胸 痛 与 进 食 有 关

ma
吗 ?

（20） Do you take any medication?

nín xiàn zài chī shén me yào ma
您 现 在 吃 什 么 药 吗 ?

（21） Could you show me the list of your medications?

néng gào sù wǒ nín xiàn zài chī nǎ xiē yào ma
能 告 诉 我 您 现 在 吃 哪 些 药 吗 ?

16. 心悸 (palpitation)

A. 问诊要点

（1）心悸发作时间

（2）发生心悸的可能原因

（3）心悸持续时间和特点

（4）心悸伴发症状

（5）基础疾病史

（6）药物史

B. 引起心悸常见原因

（1）心源性（约占心悸50%）

　　① 任何原因的心律失常

　　——心房扑动/房颤（缺血性、高血压性、瓣膜性、甲状腺素过量、电解质紊乱、药物性）

　　——室上性心动过速（房颤、心房扑动、预激综合症、隐性旁路、多灶性房性心动过速）

　　——多形性室性心动过速及室性早搏

　　② 心脏结构异常：

　　——心内/心外短路、瓣膜疾病、心肌病等

（2）精神性因素（约占心悸33%）

　　——恐惧、焦虑症、抑郁症、精神紧张等

（3）心脏输出增加因素

　　① 需求增加：贫血、怀孕、发热、运动等

　　② 药物/食物因素：

　　——处方药物因素（胸腺肽、血管扩张剂、β受体阻滞剂等）

——非处方药物因素（可卡因、安非他命、咖啡因、尼古丁等）

(4) 代谢性因素

——低血糖、甲状腺中毒、嗜络细胞瘤等

C. 心悸问诊常用语示范

(1) How long have you been having this palpitation?

请 问 您 感 觉 心 悸 有 多 长 时 间 了 ？

(2) Did you feel fast heartbeat/tachycadia or cardiac arrest when you had palpitation?

请 问 您 心 悸 时 感 觉 心 跳 快 吗 ？
是 否 有 心 脏 停 搏 感 ？

(3) Was there any relationship between the palpitation and the body movement or emotion?

请 问 您 心 悸 与 活 动 、 情 绪 有 关 吗 ？

(4) How long did the palpitation last each episode?

请 问 每 次 心 悸 持 续 多 长 时 间 ？

(5) In what situation could the palpitation be released? Did it come and go in a sudden pattern?

请 问 在 什 么 情 况 下 心 悸 才 能

huǎn jiě　　　shì tū fā tū zhǐ ma
缓 解 ？ 是 突 发 突 止 吗 ？

（6） How often did it come back?

qǐng wèn jiàn gé duō cháng shí jiān fā zuò yī cì
请 问 间 隔 多 长 时 间 发 作 一 次 ？

（7） Was the palpitation accompanied by chest congestion, chest pain, dizziness, blackout, or fainting?

qǐng wèn xīn jì shí shì fǒu bàn yǒu xiōng mèn　　xiōng
请 问 心 悸 时 是 否 伴 有 胸 闷 、 胸

tòng　　tóu hūn　　tóu yūn　　hēi méng　　yūn jué
痛 、 头 昏 、 头 晕 、 黑 矇 、 晕 厥

děng zhèng zhuàng
等 症 状 ？

（8） Did you have any symptom such as hands trembling, hyperhidrosis, emaciation, or personality changes recently?

qǐng wèn nín zuì jìn yǒu shǒu dǒu　　duō hàn　　xiāo
请 问 您 最 近 有 手 抖 、 多 汗 、 消

shòu　　xìng gé gǎi biàn děng zhèng zhuàng ma
瘦 、 性 格 改 变 等 症 状 吗 ？

（9） Did you have any medical check-ups/examination?

qǐng wèn nín zuò guò nǎ xiē jiǎn chá
请 问 您 做 过 哪 些 检 查 ？

（10） Did you take any treatment and what about the effects?

qǐng wèn nín yǒu méi yǒu jiē shòu guò rèn hé zhì
请 问 您 有 没 有 接 受 过 任 何 治

liáo　　zhì liáo xiào guǒ rú hé
疗 ？ 治 疗 效 果 如 何 ？

（11） Did you have a history of heart disease, hypertension or thyroid dysfunction?

qǐng wèn nín yǐ qián yǒu xīn zàng bìng　　gāo xuè
请 问 您 以 前 有 心 脏 病 、 高 血

压、甲状腺功能异常吗？

（12）Did any member of your family have the similar symptoms?

请问您家人有类似症状吗？

17. 呼吸困难/气急（dyspnea/shortness of breath）

A. 问诊要点

（1）呼吸困难开始时间

（2）是否有特殊诱因？

（3）呼吸困难伴发症状（呼吸、心脏、神经系统症状等）

（4）呼吸困难持续时间：持续性或间断性

B. 引起呼吸困难常见原因

（1）心源性呼吸困难（通常与肺水肿有关）

　　① 心功能障碍

　　——缺血性、高血压性心肌病变

　　——扩张性心肌病：原因不明、酒精性、含铁血红素沉着症等

　　——浸润性心肌病

　　——限制性心肌病（淀粉样变、结节病等）

　　——先天性发育不全

　　② 心脏血管疾病

　　③ 心包疾病（心包填塞）

　　④ 心脏输出增加：贫血、动静脉结构异常、甲亢等

（2）呼吸源性呼吸困难

　　① 呼吸控制性：代谢性酸中毒、哮喘持续状态（ASA）、怀孕等

　　② 通气动力因素：

　　——肌肉/神经源性：格林巴利综合征、重症肌无力、低钾血症等

　　——胸壁/胸膜源性：脊柱侧弯、胸腔积液、气胸等

  ——呼吸道因素（哮喘、阻塞性肺病等）

  ③ 气体交换功能障碍：

  ——肺泡功能障碍

  ——感染性疾病（肺炎：细菌性、病毒性、真菌性（包括卡氏肺孢子虫肺炎、HIV、结核等）

  ——成人、新生儿呼吸窘迫综合征

  ——血管炎症：Wegener 肉芽肿，肺肾综合征 Goodpasture 等

  ——膜弥散功能障碍

  ——间质性肺病：结节病、硬皮病、纤维化

  ——药物性、放射性、尘肺（有机/无机性）

  ——肺气肿

  ——肿瘤（原发性/转移性）

  ④ 肺毛细血管病变（肺动脉栓塞）

（3）其他原因

  贫血、焦虑症、一氧化碳中毒等

C. 呼吸困难/气急问诊常用语示范

（1）Do you have dyspnea/difficulty of breathing?

  qǐng wèn nín yǒu hū xī kùn nan ma
  请 问 您 有 呼 吸 困 难 吗？

（2）When did your difficulty of breathing start?

  qǐng wèn nín hū xī kùn nan shì shén me shí hou kāi
  请 问 您 呼 吸 困 难 是 什 么 时 候 开
  shǐ de
  始 的？

（3）Did you feel palpitation?

  qǐng wèn nín gǎn dào xīn huāng ma
  请 问 您 感 到 心 慌 吗？

19. 咳嗽（cough）

A. 问诊要点

（1）咳嗽起病时间

（2）是否伴有咳痰

（3）痰液性状：颜色、咳痰量、是否伴有咳血等

（4）前驱症状和伴发症状

B. 引起咳嗽常见原因

（1）慢性咳嗽（超过 3 周）

　　① 上呼吸道因素

　　——鼻部分泌物、慢性鼻窦炎

　　——胃食管反流

　　——药物因素（ACEI 等抗高血压药物）

　　——异物留存

　　② 下呼吸道（肺部）因素

　　——阻塞性肺病：哮喘、慢支、肺气肿、囊性纤维病变

　　——间质性肺病

　　——心源性：充血性心力衰竭

（2）急性咳嗽

　　① 感染因素：上呼吸道感染、气管炎、肺炎等

　　② 刺激性因素：有害气体、烟雾等

C. 咳嗽问诊常用语示范

（1）Do you have a cough?

qǐng wèn nín ké sou ma
请 问 您 咳 嗽 吗？

（2）When did the cough start?

qǐng wèn nín shén me shí hou kāi shǐ ké sou de
请 问 您 什 么 时 候 开 始 咳 嗽 的 ？

（3）Did you often cough?

qǐng wèn nín jīng cháng ké sou ma
请 问 您 经 常 咳 嗽 吗 ？

（4）Did you bring up any phlegm with your cough, or just dry cough?

qǐng wèn nín ké sou yǒu tán hái shì gān ké
请 问 您 咳 嗽 有 痰 ， 还 是 干 咳 ？

（5）Did anything come up with your cough?

qǐng wèn nín ké sou shí tǔ chū shén me dōng xi
请 问 您 咳 嗽 时 吐 出 什 么 东 西
ma
吗 ？

（6）What color was the phlegm?

qǐng wèn tán shì shén me yán sè de
请 问 痰 是 什 么 颜 色 的 ？

（7）Was there any blood in the phlegm?

qǐng wèn tán zhōng dài xiě ma
请 问 痰 中 带 血 吗 ？

（8）Could you estimate the amount of the phlegm? Teaspoon, tablespoon, or cupful?

nín néng dà gài gū jì yī xià ké chū de tán liàng
您 能 大 概 估 计 一 下 咳 出 的 痰 量
yǒu duō shǎo ma yī kǒu yī tāng chí huò
有 多 少 吗 ？ 一 口 ？ 一 汤 匙 ？ 或
zhě yī chá bēi
者 一 茶 杯 ？

（9）Was there anything might make your cough better?

yǒu shén me yīn sù kě yǐ huǎn jiě nín de ké sou
有 什 么 因 素 可 以 缓 解 您 的 咳 嗽
ma
吗 ？

（10）Was there anything might make your cough worse?

yǒu shén me yīn sù kě néng jiā zhòng nín de ké sou
有 什 么 因 素 可 能 加 重 您 的 咳 嗽
ma
吗 ？

（11）Did you cough during the night?

qǐng wèn nín yè jiān ké sou ma
请 问 您 夜 间 咳 嗽 吗 ？

（12）Did you have any chest pain?

qǐng wèn nín yǒu xiōng tòng ma
请 问 您 有 胸 痛 吗 ？

（13）Did you have any shortness of breath or dyspnea?

qǐng wèn nín yǒu qì jí hū xī kùn nan ma
请 问 您 有 气 急 、 呼 吸 困 难 吗 ？

（14）Are you allergic to anything?

qǐng wèn nín duì shén me dōng xi guò mǐn ma
请 问 您 对 什 么 东 西 过 敏 吗 ？

（15）Did you have any night sweat?

qǐng wèn nín yè jiān chū hàn ma
请 问 您 夜 间 出 汗 吗 ？

（16）Did you have a fever?

qǐng wèn nín yǒu fā rè ma
请 问 您 有 发 热 吗 ？

（17）Did you ever contact with any patient with TB?

qǐng wèn nín jiē chù guò jié hé bìng huàn zhě ma
请 问 您 接 触 过 结 核 病 患 者 吗 ？

（18）Do you have any pet?

qǐng wèn nín jiā li yǎng chǒng wù ma

请 问 您 家 里 养 宠 物 吗？

（19）Did you smoke? How long have you been smoking?

qǐng wèn nín xī yān ma　　xī yān duō shǎo nián

请 问 您 吸 烟 吗？ 吸 烟 多 少 年

le

了 ？

（20）Did you have weight loss obvious in past three to six months?

qǐng wèn guò qù sān dào liù gè yuè nín shì fǒu yǒu

请 问 过 去 三 到 六 个 月 您 是 否 有

míng xiǎn tǐ zhòng jiǎn qīng

明 显 体 重 减 轻 ？

（21）Did you travel recently?

qǐng wèn nín zuì jìn wài chū lǚ xíng le ma

请 问 您 最 近 外 出 旅 行 了 吗？

（22）Did you have any acid reflux or heart burn?

qǐng wèn nín yǒu fǎn suān huò zhě xiōng gǔ hòu shāo

请 问 您 有 反 酸 或 者 胸 骨 后 烧

zhuó gǎn ma

灼 感 吗？

（23）Do you take any medications, such as antihypertensives?

qǐng wèn nín fú yòng rèn hé yào wù ma　　bǐ rú

请 问 您 服 用 任 何 药 物 吗？ 比 如

kàng gāo xuè yā yào

抗 高 血 压 药？

20. 咯血 (hemoptysis)

A. 问诊要点

（1）咯血起病时间

（2）咯血诱因或前驱症状

（3）咯血量和性状

（4）伴发症状（发热、咳嗽、气喘、胸痛等）

（5）是否伴有消瘦、乏力等

（6）手术外伤史

（7）流行病学因素

B. 引起咯血常见原因

（1）呼吸道疾病

 ① 炎症性疾病

 ——急性/慢性气管炎

 ——肺气肿

 ——肺脓肿

 ② 囊性纤维病变

 ③ 肺部肿瘤

 ——气管/支气管源性肿瘤

 ——恶性肿瘤转移到气管/支气管内：黑色素瘤、乳腺癌、肾癌、结肠癌等

 ——气管/支气管良性肿瘤

 ——卡波基肉瘤（艾滋病患者）

 ④ 其他因素：异物、创伤等

 ⑤ 肺间质性病变

 ——感染性：结核、坏死性肺炎、放线菌、曲霉病等

——炎症性/免疫性疾病：肺肾综合征（Goodpasture syndrome）、肺含铁血红素沉着症、Wegener's 氏肉芽肿、狼疮等

(2) 其他因素：凝血机制障碍、医源性、子宫内膜异位症等

(3) 心源性/血管性咯血

① 肺动脉栓塞

② 肺毛细血管压升高：二尖瓣狭窄、左心衰

C. 咯血问诊常用语示范

(1) How long have you been having the hemoptysis?

qǐng wèn nín kǎ xiě duō cháng shí jiān le
请问您咯血多长时间了？

(2) Could you please tell me what happened before hemoptysis, such as catch cold, agitated, or over loaded?

qǐng wèn nín kǎ xiě qián yǒu shén me yòu yīn ma
请问您咯血前有什么诱因吗？

lì rú shòu liáng qíng xù jī dòng láo lèi
例如受凉、情绪激动、劳累

děng
等。

(3) Could you please tell me what kind of blood in your sputum, bright red or dark red?

kě yǐ gào su wǒ nín tán xiě de xìng zhì ma shì
可以告诉我您痰血的性质吗，是

xiān hóng sè hái shì àn hóng sè
鲜红色还是暗红色？

(4) Was there any blood clot in your sputum?

qǐng wèn nín de tán li yǒu wú jiā zá xuè níng kuài
请问您的痰里有无夹杂血凝块？

（5）How much blood did you spit out daily?

qǐng wèn nín měi tiān kǎ xiě liàng dà gài duō shǎo
请 问 您 每 天 咯 血 量 大 概 多 少 ？

（6）Did you have any cough or vomica associated with the hemoptysis?

qǐng wèn nín kǎ xiě qī jiān yǒu méi yǒu bàn ké sou
请 问 您 咯 血 期 间 有 没 有 伴 咳 嗽 、

ké nóng tán
咳 脓 痰 ？

（7）Did you have regular bellyache or melena before the hemoptysis?

qǐng wèn nín kǎ xiě qián yǒu wú bàn guī lǜ xìng fù
请 问 您 咯 血 前 有 无 伴 规 律 性 腹

tòng hēi biàn
痛 、 黑 便 ？

（8）Did you have night sweats, fatigue or weight loss these days?

qǐng wèn nǐ zuì jìn yǒu méi yǒu jué de dào hàn
请 问 你 最 近 有 没 有 觉 得 盗 汗 、

fá lì xiāo shòu
乏 力 、 消 瘦 ？

21. 腹痛 (abdominal pain/bellyache)

A. 问诊要点

（1）腹痛起病时间

（2）腹痛部位以及是否有转移痛

（3）是否伴有放射痛以及放射部位

（4）疼痛进展情况：持续性、间断性、渐进性

（5）疼痛性质：刺痛、钝痛、烧灼痛、绞痛等

（6）前驱症状以及加重因素或减轻因素

（7）伴随症状

（8）与食物、药物的关系

（9）与月经关系

（10）家族史、过去史、手术史、外伤史

B. 引起腹痛常见原因

（1）弥漫性腹痛

　　① 腹膜刺激征阳性

　　——脏器穿孔

　　——腹主动脉瘤破裂

　　——小肠缺血、梗阻、细菌性腹膜炎

　　② 腹膜刺激征阴性

　　——胃肠炎

　　——肠道激惹综合征、便秘

　　——代谢性疾病

（2）局限性腹痛

　　① 上腹部痛（排除心肺原因）

　　——腹膜刺激征阳性：胆囊炎/胆管炎、胰腺炎、阑

尾炎

——腹膜刺激征阴性：消化性溃疡/胃炎、GERD、急性
肝炎/肝脓肿、胆绞痛、脾梗/脾脓肿

② 下腹部痛

——腹膜刺激征阳性：阑尾炎/肠系膜淋巴结炎、憩室
炎、嵌顿疝、输卵管炎、盆腔炎症、异位妊娠、卵
巢囊肿蒂扭转/破裂

——腹膜刺激征阴性：尿路感染、肾绞痛、炎性肠病

③ 腰大肌脓肿（psoas abscess）

C. 腹痛问诊常用语示范

（1） When did you have the abdominal pain/bellyache?

qǐng wèn nín shén me shí hou kāi shǐ chū xiàn fù tòng
请 问 您 什 么 时 候 开 始 出 现 腹 痛

de
的 ？

（2） Was the pain constant, or did it come and go?

qǐng wèn nín fù tòng shì chí xù xìng de hái shì
请 问 您 腹 痛 是 持 续 性 的 ， 还 是

jiàn duàn xìng de
间 断 性 的 ？

（3） On a scale of 1 to 10, with 10 being the worst, how would
you rate your belly pain?

rú guǒ jiāng téng tòng fēn wéi yī dào shí jí qí
如 果 将 疼 痛 分 为 一 到 十 级 ， 其

zhōng shí jí shì zuì tòng de nín xiàn zài de fù
中 十 级 是 最 痛 的 ， 您 现 在 的 腹

tòng shì jǐ jí
痛 是 几 级 ？

（4）Could you please describe your belly pain for me? Was it sharp, dull, pulsating, burning or cramping?

néng fǒu qǐng nín miáo shù fù tòng de xìng zhì   cì
能 否 请 您 描 述 腹 痛 的 性 质 ， 刺

tòng   dùn tòng   bó dòng yàng téng tòng   shāo
痛 、 钝 痛 、 搏 动 样 疼 痛 、 烧

zhuó tòng hái shì jiǎo tòng
灼 痛 还 是 绞 痛 ？

（5）Could you please show me/point out where the pain is?

qǐng gào su wǒ nǎ lǐ tòng
请 告 诉 我 哪 里 痛 ？

（6）Did the pain travel anywhere else?

qǐng wèn nín de fù tòng xiàng qí tā dì fang zhuǎn
请 问 您 的 腹 痛 向 其 他 地 方 转

yí ma
移 吗 ？

（7）How often did the pain come back?

qǐng wèn nín fù tòng duō jiǔ chū xiàn yī cì
请 问 您 腹 痛 多 久 出 现 一 次 ？

（8）Would intake make your bellyache better, or worse?

qǐng wèn jìn shí néng gòu huǎn jiě nín de fù tòng
请 问 进 食 能 够 缓 解 您 的 腹 痛 ，

hái shì jiā zhòng nín de fù tòng
还 是 加 重 您 的 腹 痛 ？

（9）What kind of food might make your abdominal pain worse?

shén me yàng de shí wù kě néng yǐn qǐ nín de fù
什 么 样 的 食 物 可 能 引 起 您 的 腹

tòng jiā zhòng
痛 加 重 ？

（10）Was your bellyache progressing?

qǐng wèn nín de fù tòng shì fǒu yuè lái yuè
请 问 您 的 腹 痛 是 否 越 来 越
zhòng
重 ?

（11）What posture might make the pain better, and what posture might make it worse?

fù tòng shí shén me yàng de zī shì néng gòu huǎn
腹 痛 时 什 么 样 的 姿 势 能 够 缓
jiě téng tòng shén me yàng de zī shì huì jiā jù
解 疼 痛 ， 什 么 样 的 姿 势 会 加 剧
téng tòng
疼 痛 ?

（12）Did you feel nauseated?

qǐng wèn nín shì fǒu gǎn dào ě xin
请 问 您 是 否 感 到 恶 心 ?

（13）Have you ever vomited?

qǐng wèn nín ǒu tù guò ma
请 问 您 呕 吐 过 吗 ?

（14）What color was the vomitus?

qǐng wèn nín ǒu tù wù shì shén me yán sè
请 问 您 呕 吐 物 是 什 么 颜 色 ?

（15）Was there any blood in the vomitus?

qǐng wèn nín ǒu tù wù zhōng yǒu xiě ma
请 问 您 呕 吐 物 中 有 血 吗 ?

（16）Do you have a fever or chills?

qǐng wèn nín yǒu fā rè hán zhàn ma
请 问 您 有 发 热 / 寒 战 吗 ?

（17）When was your last menstrual period?

qǐng wèn nín zuì hòu yī cì yuè jīng shì shén me shí
请 问 您 最 后 一 次 月 经 是 什 么 时

hou lái de
候 来 的？

（18）Was your menstrual period regular?

qǐng wèn nín píng shí yuè jīng guī lǜ ma
请 问 您 平 时 月 经 规 律 吗？

（19）Was there any change in your bowel movements?

qǐng wèn nín pái biàn xí guàn shì fǒu yǒu gǎi
请 问 您 排 便 习 惯 是 否 有 改

biàn
变？

（20）Did you have any diarrhea?

qǐng wèn nín shì fǒu yǒu fù xiè
请 问 您 是 否 有 腹 泻？

（21）Did you have any constipation?

qǐng wèn nín shì fǒu yǒu biàn mì
请 问 您 是 否 有 便 秘？

（22）How often did you have the diarrhea or constipation?

qǐng wèn nín duō cháng shí jiān chū xiàn fù xiè biàn
请 问 您 多 长 时 间 出 现 腹 泻／便

mì
秘？

（23）How many bowel movements did you have daily/weekly?

qǐng wèn nín měi tiān zhōu pái biàn jǐ cì
请 问 您 每 天／周 排 便 几 次？

（24）What did your stool look like?

qǐng wèn nín dà biàn xíng zhuàng rú hé
请 问 您 大 便 形 状 如 何？

（25）What color was your stool?

qǐng wèn nín de dà biàn yán sè
请 问 您 的 大 便 颜 色？

（26） Was there any mucus or blood in the stool?

qǐng wèn nín dà biàn zhōng shì fǒu yǒu nián yè huò
请 问 您 大 便 中 是 否 有 黏 液 或

xuè jì
血 迹 ？

（27） Did you have any abdominal pain when you have a bowel movement?

qǐng wèn nín pái biàn shí shì fǒu bàn yǒu fù tòng
请 问 您 排 便 时 是 否 伴 有 腹 痛 ？

（28） Did you travel recently?

qǐng wèn nín zuì jìn shì fǒu wài chū lǚ yóu
请 问 您 最 近 是 否 外 出 旅 游 ？

22. 腹胀 (abdominal distention)

A. 问诊要点

（1）腹胀起病时间

（2）腹胀性质和持续状态

（3）腹胀伴随症状：腹痛、恶心、呕吐、发热、腹泻等）

（4）腹胀与进餐的关系：餐前、餐后

（5）腹胀与药物的关系

（6）导致腹胀加重或减轻因素

（7）腹胀与月经关系

（8）消化道疾病史

（9）流行病学因素：接触传染病患者、疫区旅行等

B. 引起腹胀常见原因

（1）腹水

　　① 高蛋白梯度

　　——门静脉高压

　　——充血性心力衰竭

　　② 低蛋白梯度

　　——腹壁肿瘤

　　——腹膜炎

　　——胰腺炎、浆膜炎

（2）肠道扩张

　　① 机械性肠梗阻

　　② 假性肠梗阻

　　——中毒性巨结肠

　　——急性结肠假性梗阻症（Ogilvie 综合征）

　　　　——肌源性疾病（硬皮病等）

　　　　——神经源性疾病（糖尿病、淀粉样变、多发性硬化、
　　　　　　中风等）

　　　　——其他导致肠麻痹因素（艰难梭形杆菌感染、腹膜
　　　　　　炎、手术因素等）

（3）其他因素

　　　①盆腔占位：怀孕、膀胱充盈、卵巢肿块等

　　　②便秘、粪石、肠胀气、消化不良等

（4）腹部肿块

C. 腹胀问诊常用语示范

（1）When did you have the abdominal distention? How long did
it last?

qǐng wèn nín fù zhàng shì shén me shí hou kāi shǐ
请 问 您 腹 胀 是 什 么 时 候 开 始
de chí xù le duō jiǔ
的 ？ 持 续 了 多 久 ？

（2）Was the abdominal distention constant, or did it come
and go?

qǐng wèn nín fù zhàng shì jiàn xiē xìng hái shì chí xù
请 问 您 腹 胀 是 间 歇 性 还 是 持 续
xìng de
性 的 ？

（3）Did your abdominal distention develop after intake? How
much did you eat?

qǐng wèn nín shì jìn shí hòu fù zhàng de ma jìn
请 问 您 是 进 食 后 腹 胀 的 吗 ？ 进
shí de liàng yǒu duō shǎo
食 的 量 有 多 少 ？

（4） Do you have acid reflux/or belching?

qǐng wèn nín shì fǒu yǒu fǎn suān ǎi qì
请 问 您 是 否 有 反 酸 嗳 气 ？

（5） Did you have the bellyache or diarrhea?

qǐng wèn nín yǒu méi yǒu fù tòng fù xiè
请 问 您 有 没 有 腹 痛 腹 泻 ？

（6） Where and what character was the pain, and what was the relationship with the abdominal distention?

qǐng wèn nín fù tòng de bù wèi hé xìng zhì yǔ
请 问 您 腹 痛 的 部 位 和 性 质 ， 与
fù zhàng yǒu guān jì ma
腹 胀 有 关 系 吗 ？

（7） What was your habit of cacation, and what character was it?

qǐng wèn nín pái biàn de xí guàn hé fèn biàn de xìng
请 问 您 排 便 的 习 惯 和 粪 便 的 性
zhì shì shén me yàng de
质 是 什 么 样 的 ？

（8） Was your urine normal? Did you have any hematuresis?

qǐng wèn nín xiǎo biàn shì fǒu zhèng cháng yǒu méi
请 问 您 小 便 是 否 正 常 ？ 有 没
yǒu xuè niào
有 血 尿 ？

（9） When was your last menstrual period?

qǐng wèn nín shàng cì yuè jīng de shí jiān
请 问 您 上 次 月 经 的 时 间 。

（10） Did you have a history of algomenorrhea?

qǐng wèn nín yǒu méi yǒu tòng jīng shǐ
请 问 您 有 没 有 痛 经 史 ？

（11） Is there any possibility of being pregnant?

yǒu méi yǒu huái yùn de kě néng
有 没 有 怀 孕 的 可 能 ？

（12） Did you have any history of hepatitis or ascites?

<ruby>请<rt>qǐng</rt></ruby> <ruby>问<rt>wèn</rt></ruby> <ruby>您<rt>nín</rt></ruby> <ruby>有<rt>yǒu</rt></ruby> <ruby>没<rt>méi</rt></ruby> <ruby>有<rt>yǒu</rt></ruby> <ruby>肝<rt>gān</rt></ruby> <ruby>炎<rt>yán</rt></ruby> <ruby>病<rt>bìng</rt></ruby> <ruby>史<rt>shǐ</rt></ruby> ？ <ruby>有<rt>yǒu</rt></ruby> <ruby>没<rt>méi</rt></ruby>

<ruby>有<rt>yǒu</rt></ruby> <ruby>腹<rt>fù</rt></ruby> <ruby>水<rt>shuǐ</rt></ruby> ？

23. 黄疸 (jaundice)

A. 问诊要点

（1）黄疸起病时间

（2）是全身性还是局部性黄疸

（3）是否伴随发热、腹痛等急性症状

（4）是否伴有食欲下降、肝区疼痛

（5）是否伴有皮肤瘙痒、肝掌、蜘蛛痣等皮肤改变

（6）是否有剧烈运动/输血病史

（7）与食物、药物关系

（8）饮酒史

B. 引起黄疸常见原因

（1）肝前性（间接胆红素升高）

　　① 产生过多：溶血、血红素生成不足

　　② 肝脏吸收减少：充血性心衰、药物影响、败血症等

　　③ 结合胆红素生成减少：遗传性葡萄糖醛酸转移酶缺乏（Gilbert 综合征）、新生儿黄疸、获得性葡萄糖醛酸转移酶缺乏（母乳喂养、肝细胞病变）

（2）肝性（直接胆红素升高）

　　① 肝内胆汁淤积：肝硬化（酒精性肝炎、病毒性肝炎、遗传性、原发性胆汁淤积性肝硬化）、药物影响（红霉素、口服避孕药）

　　② 肝细胞损伤：败血症、低灌注

　　③ 其他因素：浸润状态、脂肪肝

（3）肝外胆汁淤积（肝后性黄疸）

　　① 胆道内梗阻

　　——胆石症

　　——硬化性胆管炎、胰腺炎

　　——胆管畸形

　　——胆道肿瘤

　　② 胆道外压迫：肿瘤压迫

C. 黄疸问诊常用语示范

（1）When did you find the yellow skin/jaundice?

qǐng wèn nín shén me shí hou fā xiàn huáng dǎn
请　问　您　什　么　时　候　发　现　黄　疸

de
的 ？

（2）How long have you been having the jaundice?

qǐng wèn nín huáng dǎn yǒu duō cháng shí jiān le
请　问　您　黄　疸　有　多　长　时　间　了 ？

（3）Did the jaundice become worse or better?

qǐng wèn nín huáng dǎn yǒu méi yǒu jiā zhòng huò jiǎn
请　问　您　黄　疸　有　没　有　加　重　或　减

qīng
轻 ？

（4）Was the jaundice constant, or did it come and go?

qǐng wèn nín huáng dǎn shì chí xù xìng hái shì jiàn xiē
请　问　您　黄　疸　是　持　续　性　还　是　间　歇

xìng de
性　的 ？

（5）Did you have any history of blood transfusion, medication
（such as chlorpromazine or oral contraceptive pill）or fava
bean recently?

qǐng wèn nín yǒu méi yǒu shū xuè shǐ huò zuì jìn fú
请　问　您　有　没　有　输　血　史　或　最　近　服

yòng yào wù　　　lǜ bǐng qín　　bì yùn yào　　huò
用 药 物 （ 氯 丙 嗪 、 避 孕 药 ） 或

zhě chī cán dòu
者 吃 蚕 豆 ？

(6) What is the location of the jaundice, and what is the degree
of it?

qǐng wèn nín huáng dǎn bō jí de fàn wéi　　yǐ jí
请 问 您 黄 疸 波 及 的 范 围 ， 以 及

huáng dǎn de chéng dù
黄 疸 的 程 度 ？

(7) Did you feel any itch?

qǐng wèn nín shì fǒu yǒu pí fū sāo yǎng de gǎn
请 问 您 是 否 有 皮 肤 瘙 痒 的 感

jué
觉 ？

(8) Was there any color change in your urine?

qǐng wèn nín de niào yè yán sè yǒu shén me gǎi biàn
请 问 您 的 尿 液 颜 色 有 什 么 改 变

ma
吗 ？

(9) What color was your defecate?

qǐng wèn nín fèn biàn de yán sè shì shén me yàng
请 问 您 粪 便 的 颜 色 是 什 么 样

de
的 ？

(10) Do you have a fever or chills?

qǐng wèn nín yǒu méi yǒu fā rè hán zhàn
请 问 您 有 没 有 发 热 寒 战 ？

(11) Did you have any bellyache or abdominal distension?

qǐng wèn nín yǒu méi yǒu fù tòng fù zhàng de gǎn jué
请 问 您 有 没 有 腹 痛 腹 胀 的 感 觉 ？

（12）Where and what character was the pain?

qǐng wèn nín fù tòng de bù wèi hé xìng zhì
请 问 您 腹 痛 的 部 位 和 性 质？

（13）Did you have any hepatomegaly, splenomegaly, or gall-bladder enlargement?

qǐng wèn nín yǒu gān zhǒng dà pí zhǒng dà
请 问 您 有 肝 肿 大、脾 肿 大、

dǎn náng zhǒng dà ma
胆 囊 肿 大 吗？

（14）Do you have a history of hepatopathy, blood disease, or disease of biliary tract?

qǐng wèn nín yǒu méi yǒu gān bìng xuè yè bìng
请 问 您 有 没 有 肝 病、血 液 病、

dǎn dào jí bìng de bìng shǐ
胆 道 疾 病 的 病 史？

（15）Did you travel to any epidemic area recently?

qǐng wèn nín jìn qī yǒu méi yǒu qù guò yì qū
请 问 您 近 期 有 没 有 去 过 疫 区？

（16）Do you have a history of parasitic disease?

qǐng wèn nín yǒu méi yǒu jì shēng chóng bìng shǐ
请 问 您 有 没 有 寄 生 虫 病 史？

（17）Did you drink, and how much?

qǐng wèn nín yǐn jiǔ ma jiǔ liàng duō shǎo
请 问 您 饮 酒 吗，酒 量 多 少？

（18）Does any member of your family have the similar history of jaundice?

qǐng wèn nín qīn shǔ zhōng yǒu rén yǒu guò huáng dǎn
请 问 您 亲 属 中 有 人 有 过 黄 疸

bìng shǐ ma
病 史 吗？

24. 呕血 (heamatemesis/spitting blood)

A. 问诊要点

（1）呕血开始时间

（2）呕血量

（3）呕血性状

（4）前驱症状及可能诱因：剧烈呕吐

（5）既往史：消化道溃疡、肝病、心脏病、呼吸道疾病等

（6）精神因素：紧张、过劳

（7）吸烟史及饮酒史

（8）药物使用情况

B. 引起呕血常见原因

（1）溃疡性/腐蚀性因素

    ① 消化性溃疡：幽门螺旋杆菌感染、应激性溃疡、卓－艾氏综合症

    ② 食道炎/胃炎：溃疡性、感染性、药物引起

（2）门静脉高压

（3）创伤/手术后

（4）肿瘤

（5）血管异常

C. 呕血问诊常用语示范

（1）When did you start to spit blood?

nín shén me shí hou kāi shǐ ǒu xuè de
您 什 么 时 候 开 始 呕 血 的 ？

（2）Did you have cough or feel chest pain before spitting blood?

nín ǒu xuè qián yǒu ké sou　　xiōng tòng ma
您 呕 血 前 有 咳 嗽 、 胸 痛 吗 ?

（3）Did you have any teeth bleeding or nose bleeding before spitting blood?

nín ǒu xuè shí yǒu méi yǒu yá chǐ chū xiě huò bí chū
您 呕 血 时 有 没 有 牙 齿 出 血 或 鼻 出
xiě
血 ?

（4）When was the first time of the spitting blood?

nín dì yī cì ǒu xuè shì shén me shí jiān
您 第 一 次 呕 血 是 什 么 时 间 ?

（5）When was the last time of the spitting blood?

nín zuì hòu yī cì ǒu xuè shì shén me shí jiān
您 最 后 一 次 呕 血 是 什 么 时 间 ?

（6）How many times did you spit blood altogether?

qǐng wèn nín yī gòng ǒu xuè jǐ cì ne
请 问 您 一 共 呕 血 几 次 呢 ?

（7）How much blood did you spit approximately each time?

nín měi yī cì de ǒu xuè liàng dà gài yǒu duō
您 每 一 次 的 呕 血 量 大 概 有 多
shǎo
少 ?

（8）What color was the blood you spit, bright red, dark red or black?

qǐng wèn nín de ǒu xuè shì shén me yán sè　　xiān
请 问 您 的 呕 血 是 什 么 颜 色 ， 鲜
hóng sè　　àn hóng sè hái shì hēi sè
红 色 、 暗 红 色 还 是 黑 色 ?

（9）Was it mixed with the food?

qǐng wèn nín ǒu xuè wù hán yǒu shí wù ma
请 问 您 呕 血 物 含 有 食 物 吗 ?

（10）Was there any odd smell along with the spitting blood?

qǐng wèn nín ǒu xuè yǒu shén me qì wèi ma
请问您呕血有什么气味吗？.

（11）Did you feel thirsty, dizzy, palpitations, sweating or any other illness after spitting blood?

qǐng wèn nín ǒu xuè hòu gǎn dào shēn tǐ yǒu shén me
请问您呕血后感到身体有什么

bù shì ma shì fǒu gǎn dào kǒu kě tóu yūn
不适吗？是否感到口渴、头晕、

xīn jì chū xū hàn
心悸、出虚汗？

（12）Did you have the similar episode before?

qǐng wèn nín guò qù yǒu lèi sì qíng kuàng ma
请问您过去有类似情况吗？

（13）Did you lose weight recently?

qǐng wèn nín jìn qī tǐ zhòng yǒu xià jiàng ma
请问您近期体重有下降吗？

（14）Did you feel any bellyache before or after the spitting blood?

qǐng wèn nín ǒu xuè qián hòu yǒu fù tòng ma
请问您呕血前后有腹痛吗？

（15）Did you drink before spitting blood?

qǐng wèn nín ǒu xuè qián yǒu méi yǒu yǐn jiǔ
请问您呕血前有没有饮酒？

（16）Did you take any medication before spitting blood?

qǐng wèn nín ǒu xuè qián shì fǒu fú yòng yào wù
请问您呕血前是否服用药物？

（17）Was there any member of your family have the similar symptoms?

qǐng wèn nín jiā zú zhōng yǒu lèi sì qíng kuàng ma
请问您家族中有类似情况吗？

（18）Do you have a family history of cancer?

qǐng wèn nín jiā zú zhōng yǒu méi yǒu è xìng zhǒng

请 问 您 家 族 中 有 没 有 恶 性 肿

liú bìng shǐ

瘤 病 史 ？

25. 便血/黑便 (hematochezia/hemafecia/melena)

（1）便血/黑便开始时间

（2）便血/黑便性状：黑便、便中带血、全血便

（3）伴随症状：腹痛、腹胀、腹泻、呕吐/呕血、消瘦、发热等

（4）便血量

（5）与食物、药物关系

（1）上消化道出血（见前述"呕血"内容）

（2）下消化道出血

① 肠道憩室

② 血管发育不良

③ 其他因素：肛肠疾病、结肠癌/息肉、小肠结肠炎（缺血、梗塞、炎症性肠病）、小肠肿瘤、NSAIDs、Meckel 憩室、直肠损伤/性侵犯

（1）When did you notice the blood in the stool/melena?

qǐng wèn nín shén me shí hou fā xiàn dà biàn zhōng yǒu
请 问 您 什 么 时 候 发 现 大 便 中 有

xiě de
血 的 ？

（2）Did you eat or drink any special food, such as spinach, liver or special drink?

<ruby>请<rt>qǐng</rt></ruby> <ruby>问<rt>wèn</rt></ruby> <ruby>您<rt>nín</rt></ruby> <ruby>是<rt>shì</rt></ruby> <ruby>否<rt>fǒu</rt></ruby> <ruby>进<rt>jìn</rt></ruby> <ruby>食<rt>shí</rt></ruby> <ruby>了<rt>le</rt></ruby> <ruby>一<rt>yī</rt></ruby> <ruby>些<rt>xiē</rt></ruby> <ruby>特<rt>tè</rt></ruby> <ruby>殊<rt>shū</rt></ruby> <ruby>食<rt>shí</rt></ruby>
<ruby>物<rt>wù</rt></ruby> ， <ruby>比<rt>bǐ</rt></ruby> <ruby>如<rt>rú</rt></ruby> <ruby>菠<rt>bō</rt></ruby> <ruby>菜<rt>cài</rt></ruby> <ruby>或<rt>huò</rt></ruby> <ruby>猪<rt>zhū</rt></ruby> <ruby>肝<rt>gān</rt></ruby> <ruby>等<rt>děng</rt></ruby> ， <ruby>或<rt>huò</rt></ruby> <ruby>者<rt>zhě</rt></ruby>
<ruby>特<rt>tè</rt></ruby> <ruby>殊<rt>shū</rt></ruby> <ruby>的<rt>de</rt></ruby> <ruby>饮<rt>yǐn</rt></ruby> <ruby>料<rt>liào</rt></ruby> ？

（3） Did you eat frozen or spicy food before passing bloody stools?

<ruby>请<rt>qǐng</rt></ruby> <ruby>问<rt>wèn</rt></ruby> <ruby>您<rt>nín</rt></ruby> <ruby>便<rt>biàn</rt></ruby> <ruby>血<rt>xiě</rt></ruby> <ruby>前<rt>qián</rt></ruby> <ruby>是<rt>shì</rt></ruby> <ruby>否<rt>fǒu</rt></ruby> <ruby>进<rt>jìn</rt></ruby> <ruby>食<rt>shí</rt></ruby> <ruby>生<rt>shēng</rt></ruby> <ruby>冷<rt>lěng</rt></ruby> 、
<ruby>辛<rt>xīn</rt></ruby> <ruby>辣<rt>là</rt></ruby> <ruby>刺<rt>cì</rt></ruby> <ruby>激<rt>jī</rt></ruby> <ruby>的<rt>de</rt></ruby> <ruby>食<rt>shí</rt></ruby> <ruby>物<rt>wù</rt></ruby> ？

（4） Did you feel any pain around the anus?

<ruby>请<rt>qǐng</rt></ruby> <ruby>问<rt>wèn</rt></ruby> <ruby>您<rt>nín</rt></ruby> <ruby>感<rt>gǎn</rt></ruby> <ruby>到<rt>dào</rt></ruby> <ruby>肛<rt>gāng</rt></ruby> <ruby>门<rt>mén</rt></ruby> <ruby>口<rt>kǒu</rt></ruby> <ruby>疼<rt>téng</rt></ruby> <ruby>痛<rt>tòng</rt></ruby> <ruby>吗<rt>ma</rt></ruby> ？

（5） Was the blood mixed with the stool or on the surface of the stool?

<ruby>请<rt>qǐng</rt></ruby> <ruby>问<rt>wèn</rt></ruby> <ruby>您<rt>nín</rt></ruby> <ruby>血<rt>xuè</rt></ruby> <ruby>便<rt>biàn</rt></ruby> <ruby>中<rt>zhōng</rt></ruby> <ruby>的<rt>de</rt></ruby> <ruby>血<rt>xiě</rt></ruby> <ruby>和<rt>hé</rt></ruby> <ruby>大<rt>dà</rt></ruby> <ruby>便<rt>biàn</rt></ruby> <ruby>是<rt>shì</rt></ruby>
<ruby>相<rt>xiāng</rt></ruby> <ruby>混<rt>hùn</rt></ruby> <ruby>合<rt>hé</rt></ruby> <ruby>的<rt>de</rt></ruby> ， <ruby>还<rt>hái</rt></ruby> <ruby>是<rt>shì</rt></ruby> <ruby>在<rt>zài</rt></ruby> <ruby>大<rt>dà</rt></ruby> <ruby>便<rt>biàn</rt></ruby> <ruby>表<rt>biǎo</rt></ruby> <ruby>面<rt>miàn</rt></ruby> ？

（6） Was there any yellow mucous discharge associated with the bloody/black stools?.

<ruby>请<rt>qǐng</rt></ruby> <ruby>问<rt>wèn</rt></ruby> <ruby>您<rt>nín</rt></ruby> <ruby>解<rt>jiě</rt></ruby> <ruby>血<rt>xuè</rt></ruby> <ruby>便<rt>biàn</rt></ruby> / <ruby>黑<rt>hēi</rt></ruby> <ruby>便<rt>biàn</rt></ruby> <ruby>时<rt>shí</rt></ruby> <ruby>带<rt>dài</rt></ruby> <ruby>有<rt>yǒu</rt></ruby> <ruby>黄<rt>huáng</rt></ruby>
<ruby>色<rt>sè</rt></ruby> <ruby>黏<rt>nián</rt></ruby> <ruby>性<rt>xìng</rt></ruby> <ruby>分<rt>fēn</rt></ruby> <ruby>泌<rt>mì</rt></ruby> <ruby>物<rt>wù</rt></ruby> <ruby>吗<rt>ma</rt></ruby> ？

（7） How many times did you pass bloody stools altogether?

<ruby>请<rt>qǐng</rt></ruby> <ruby>问<rt>wèn</rt></ruby> <ruby>您<rt>nín</rt></ruby> <ruby>一<rt>yī</rt></ruby> <ruby>共<rt>gòng</rt></ruby> <ruby>血<rt>xuè</rt></ruby> <ruby>便<rt>biàn</rt></ruby> <ruby>几<rt>jǐ</rt></ruby> <ruby>次<rt>cì</rt></ruby> <ruby>呢<rt>ne</rt></ruby> ？

（8） How much did you pass bloody stools each time?

qǐng wèn měi yī cì de xuè biàn liàng yǒu duō shǎo
请 问 每 一 次 的 血 便 量 有 多 少 ？

（9） Did you feel dizziness, palpitations, sweating or any other illness after passing bloody stools/melena?

qǐng wèn nín jiě xuè biàn hēi biàn hòu shì fǒu gǎn dào
请 问 您 解 血 便 ／ 黑 便 后 是 否 感 到
tóu yūn xīn jì chū hàn
头 晕 、 心 悸 、 出 汗 ？

（10） Did you have the similar episode before?

qǐng wèn nín guò qù yǒu lèi sì qíng kuàng ma
请 问 您 过 去 有 类 似 情 况 吗 ？

（11） Did you have a history of bellyache, diarrhea, hemorrhoid, or fissure in anus?

qǐng wèn nín guò qù yǒu fù tòng fù xiè zhì
请 问 您 过 去 有 腹 痛 、 腹 泻 、 痔
chuāng gāng liè ma
疮 、 肛 裂 吗 ？

（12） Did you have a history of gastrointestinal surgery?

qǐng wèn nín guò qù yǒu wèi cháng shǒu shù shǐ
请 问 您 过 去 有 胃 肠 手 术 史
ma
吗 ？

（13） Did you feel bellyache before bloody/black stools?

qǐng wèn nín jiě xuè biàn hēi biàn qián hòu yǒu fù
请 问 您 解 血 便 ／ 黑 便 前 后 有 腹
tòng ma
痛 吗 ？

（14） Did you have a fever?

qǐng wèn nín yǒu fā rè ma
请 问 您 有 发 热 吗 ？

（15）Did you lose weight recently?

qǐng wèn, nín jìn qī tǐ zhòng yǒu xià jiàng ma
请 问 您 近 期 体 重 有 下 降 吗？

（16）Are you taking any medication?

qǐng wèn nín xiàn zài fú yòng nǎ xiē yào wù
请 问 您 现 在 服 用 哪 些 药 物？

（17）Did any member of your family have similar symptoms?

qǐng wèn nín jiā zú zhōng yǒu lèi sì qíng kuàng
请 问 您 家 族 中 有 类 似 情 况

ma
吗？

（18）Do you have a family history of cancer?

qǐng wèn nín jiā zú zhōng yǒu méi yǒu è xìng zhǒng
请 问 您 家 族 中 有 没 有 恶 性 肿

liú bìng shǐ
瘤 病 史？

26. 恶心/呕吐 (nausea /vomitting)

A. 问诊要点

（1）症状开始时间

（2）前驱症状：发热、受凉等

（3）是否伴有腹痛、腹胀、腹泻

（4）是否伴有头痛、眩晕、视物模糊

（5）呕吐性状：是否为喷射性呕吐。

（6）呕吐物量、颜色、气味，是否伴有胆汁、血迹、鲜血。

（7）呕吐与食物、药物关系

（8）过去史、月经史、外伤史、手术史

B. 引起恶心/呕吐常见原因

（1）胃肠道因素：

　　① 食道、胃、十二指肠：

　　——胃食道反流性疾病（包括新生儿）

　　——急性胃肠炎

　　——溃疡性疾病

　　——幽门梗阻

　　——肿瘤

　　——胃麻痹

　　② 小肠、结肠：

　　——急性传染性肠病

　　——肠道梗阻

　　——炎症性肠病

　　——肠道肿瘤

　　③ 肝胆疾病、胰腺疾病（急性肝炎、急性胰腺炎、急

性胆囊炎）

④ 腹膜激惹

（2）中枢神经系统因素：

① 颅内高压（感染性、肿瘤）

② 前庭神经病变

③ 脑干病变

④ 精神/心理性因素

（3）代谢/内分泌因素：糖尿病、尿毒症、低钙血症、怀孕等

（4）肿瘤因素：类癌综合征、卵巢肿瘤、肾上腺样肿瘤、胃癌

（5）系统性疾病：

① 败血症（肾盂肾炎、肺炎）

② 急性下壁心肌梗塞

③ 药物影响

④ 食物中毒

C. 恶心呕吐问诊常用语示范

（1）When did you start vomitting/nausea?

<ruby>请<rt>qǐng</rt></ruby> <ruby>问<rt>wèn</rt></ruby> <ruby>您<rt>nín</rt></ruby> <ruby>什<rt>shén</rt></ruby> <ruby>么<rt>me</rt></ruby> <ruby>时<rt>shí</rt></ruby> <ruby>候<rt>hou</rt></ruby> <ruby>开<rt>kāi</rt></ruby> <ruby>始<rt>shǐ</rt></ruby> <ruby>恶<rt>ě</rt></ruby> <ruby>心<rt>xin</rt></ruby> / <ruby>呕<rt>ǒu</rt></ruby> <ruby>吐<rt>tù</rt></ruby>

<ruby>的<rt>de</rt></ruby> ？

（2）When did you vomit, in the morning, at noon or at night?

<ruby>请<rt>qǐng</rt></ruby> <ruby>问<rt>wèn</rt></ruby> <ruby>您<rt>nín</rt></ruby> <ruby>呕<rt>ǒu</rt></ruby> <ruby>吐<rt>tù</rt></ruby> <ruby>的<rt>de</rt></ruby> <ruby>时<rt>shí</rt></ruby> <ruby>间<rt>jiān</rt></ruby> <ruby>是<rt>shì</rt></ruby> <ruby>什<rt>shén</rt></ruby> <ruby>么<rt>me</rt></ruby> <ruby>时<rt>shí</rt></ruby> <ruby>候<rt>hou</rt></ruby> ，

<ruby>早<rt>zǎo</rt></ruby> <ruby>晨<rt>chen</rt></ruby> 、 <ruby>中<rt>zhōng</rt></ruby> <ruby>午<rt>wǔ</rt></ruby> <ruby>还<rt>hái</rt></ruby> <ruby>是<rt>shì</rt></ruby> <ruby>夜<rt>yè</rt></ruby> <ruby>间<rt>jiān</rt></ruby> ？

（3）Did you throw up before or after meal?

请问您是进食后呕吐还是进食前？

（4）Did you feel nausea before vomitting? Was it hard to vomit?

请问您呕吐前有没有恶心的感觉？呕吐费力吗？

（5）Did you feel relief after vomitting?

请问您呕吐后有没有轻松的感觉？

（6）Did you have a spurting vomit?

请问您呕吐是喷射状的吗？

（7）Did you have any headache?

请问您有没有头痛？

（8）What did your vomitus look like? And what was its color and smell?

请问您呕吐物是什么样的？颜色和气味如何？

（9）Was there any blood in the vomitus? If so, was it bright red, dark red or black?

请问呕吐物里有血吗？如果有的

huà　　shì xiān hóng sè　　　àn hóng sè，hái shì hēi
话 ，是 鲜 红 色 、 暗 红 色 还 是 黑

sè de
色 的 ？

（10）Did you have any bellyache or diarrhea associated with vomitting?

qǐng wèn nín ǒu tù shí yǒu fù tòng fù xiè ma
请 问 您 呕 吐 时 有 腹 痛 腹 泻 吗 ？

（11）Was the bellyache better after vomitting?

qǐng wèn nín ǒu tù hòu fù tòng yǒu méi yǒu huǎn
请 问 您 呕 吐 后 腹 痛 有 没 有 缓

jiě
解 ？

（12）Did you have a fever or chills associated with vomitting?

qǐng wèn nín ǒu tù shí yǒu méi yǒu fā rè hán
请 问 您 呕 吐 时 有 没 有 发 热 寒

zhàn
战 ？

（13）Did you have jaundice?

qǐng wèn nín yǒu huáng dǎn ma
请 问 您 有 黄 疸 吗 ？

（14）Did you have any vertigo/dizziness, tinnitus, or hearing loss associated with vomitting?

qǐng wèn nín ǒu tù shí yǒu méi yǒu xuàn yùn 　 ěr
请 问 您 呕 吐 时 有 没 有 眩 晕 、 耳

míng huò tīng lì xià jiàng
鸣 或 听 力 下 降 ？

（15）When was your last menstrual period? Was it regular?

qǐng wèn nín de mò cì yuè jīng shì shén me shí
请 问 您 的 末 次 月 经 是 什 么 时

hòu， píng shí nín de yuè jīng guī lǜ ma
候， 平 时 您 的 月 经 规 律 吗？

（16）Is there any possibility of being pregnant?

qǐng wèn nín yǒu méi yǒu kě néng huái yùn le
请 问 您 有 没 有 可 能 怀 孕 了？

27. 腹泻 (diarrhea)

A. 问诊要点

（1）腹泻开始时间

（2）是否伴有发热、恶心、呕吐、腹痛或腹胀

（3）前驱症状

（4）持续性/间断性

（5）与药物、食物关系

（6）旅行史

B. 引起腹泻常见原因

（1）急性腹泻

　　① 感染性：急性细菌性/病毒性肠炎、真菌、原虫等感染

　　② 缺血性/过敏性肠炎、炎性肠病急性发作

　　③ 食物中毒/化学品中毒

　　④ 药物因素：肠道菌群失调、抗肿瘤药等

　　⑤ 全身性因素：败血症、内分泌疾病、伤寒/副伤寒等

（2）慢性腹泻

　　① 消化系统疾病：

　　——慢性萎缩性胃炎、倾倒综合征、炎性肠病、吸收不良综合征

　　——感染：肠结核、鞭毛虫病、肠道寄生虫病、阿米巴痢疾、血吸虫病

　　——肿瘤：多发性息肉、结肠绒毛膜腺瘤、恶性肿瘤

　　② 肝胆胰腺疾病：肝硬化、胆囊炎、胆石症、慢性胰腺炎等

③ 全身性因素：代谢/内分泌功能障碍、SLE、尿毒症、
IBS 等

C. 腹泻问诊常用语示范

（1） When did the diarrhea strat?

<ruby>请<rt>qǐng</rt></ruby> <ruby>问<rt>wèn</rt></ruby> <ruby>您<rt>nín</rt></ruby> <ruby>是<rt>shì</rt></ruby> <ruby>什<rt>shén</rt></ruby> <ruby>么<rt>me</rt></ruby> <ruby>时<rt>shí</rt></ruby> <ruby>间<rt>jiān</rt></ruby> <ruby>开<rt>kāi</rt></ruby> <ruby>始<rt>shǐ</rt></ruby> <ruby>腹<rt>fù</rt></ruby> <ruby>泻<rt>xiè</rt></ruby>
<ruby>的<rt>de</rt></ruby> ？

（2） Did you eat any dirty food, travel or have a dinner party recently?

<ruby>请<rt>qǐng</rt></ruby> <ruby>问<rt>wèn</rt></ruby> <ruby>您<rt>nín</rt></ruby> <ruby>是<rt>shì</rt></ruby> <ruby>否<rt>fǒu</rt></ruby> <ruby>有<rt>yǒu</rt></ruby> <ruby>不<rt>bù</rt></ruby> <ruby>洁<rt>jié</rt></ruby> <ruby>饮<rt>yǐn</rt></ruby> <ruby>食<rt>shí</rt></ruby> ， <ruby>或<rt>huò</rt></ruby> <ruby>者<rt>zhě</rt></ruby> <ruby>最<rt>zuì</rt></ruby>
<ruby>近<rt>jìn</rt></ruby> <ruby>参<rt>cān</rt></ruby> <ruby>加<rt>jiā</rt></ruby> <ruby>旅<rt>lǚ</rt></ruby> <ruby>行<rt>xíng</rt></ruby> 、 <ruby>聚<rt>jù</rt></ruby> <ruby>餐<rt>cān</rt></ruby> <ruby>等<rt>děng</rt></ruby> ？

（3） When was your first diarrhea?

<ruby>请<rt>qǐng</rt></ruby> <ruby>问<rt>wèn</rt></ruby> <ruby>您<rt>nín</rt></ruby> <ruby>第<rt>dì</rt></ruby> <ruby>一<rt>yī</rt></ruby> <ruby>次<rt>cì</rt></ruby> <ruby>腹<rt>fù</rt></ruby> <ruby>泻<rt>xiè</rt></ruby> <ruby>是<rt>shì</rt></ruby> <ruby>什<rt>shén</rt></ruby> <ruby>么<rt>me</rt></ruby> <ruby>时<rt>shí</rt></ruby>
<ruby>间<rt>jiān</rt></ruby> ？

（4） When was your last diarrhea?

<ruby>请<rt>qǐng</rt></ruby> <ruby>问<rt>wèn</rt></ruby> <ruby>您<rt>nín</rt></ruby> <ruby>最<rt>zuì</rt></ruby> <ruby>后<rt>hòu</rt></ruby> <ruby>一<rt>yī</rt></ruby> <ruby>次<rt>cì</rt></ruby> <ruby>腹<rt>fù</rt></ruby> <ruby>泻<rt>xiè</rt></ruby> <ruby>是<rt>shì</rt></ruby> <ruby>什<rt>shén</rt></ruby> <ruby>么<rt>me</rt></ruby> <ruby>时<rt>shí</rt></ruby>
<ruby>间<rt>jiān</rt></ruby> ？

（5） How many times did you have diarrhea daily?

<ruby>请<rt>qǐng</rt></ruby> <ruby>问<rt>wèn</rt></ruby> <ruby>您<rt>nín</rt></ruby> <ruby>每<rt>měi</rt></ruby> <ruby>天<rt>tiān</rt></ruby> <ruby>腹<rt>fù</rt></ruby> <ruby>泻<rt>xiè</rt></ruby> <ruby>几<rt>jǐ</rt></ruby> <ruby>次<rt>cì</rt></ruby> <ruby>呢<rt>ne</rt></ruby> ？

（6） When was the worst day since diarrhea?

<ruby>请<rt>qǐng</rt></ruby> <ruby>问<rt>wèn</rt></ruby> <ruby>您<rt>nín</rt></ruby> <ruby>腹<rt>fù</rt></ruby> <ruby>泻<rt>xiè</rt></ruby> <ruby>最<rt>zuì</rt></ruby> <ruby>多<rt>duō</rt></ruby> <ruby>的<rt>de</rt></ruby> <ruby>一<rt>yī</rt></ruby> <ruby>天<rt>tiān</rt></ruby> <ruby>是<rt>shì</rt></ruby> <ruby>发<rt>fā</rt></ruby> <ruby>生<rt>shēng</rt></ruby>

zài qǐ bìng de nǎ yī tiān
在 起 病 的 哪 一 天 ？

（7） How much did you have diarrhea each time?

qǐng wèn měi yī cì de fù xiè liàng duō ma
请 问 每 一 次 的 腹 泻 量 多 吗 ？

（8） What was the color of your first diarrhea?

qǐng wèn nín dì yī cì fù xiè dà biàn shì shén me
请 问 您 第 一 次 腹 泻 大 便 是 什 么
yán sè de
颜 色 的 ？

（9） Did the color of the faeces change along with the diarrhea?

qǐng wèn nín fā bìng qī jiān dà biàn yán sè yǒu méi
请 问 您 发 病 期 间 大 便 颜 色 有 没
yǒu gǎi biàn
有 改 变 ？

（10） Was there any special odor along with defecating?

qǐng wèn nín dà biàn yǒu shén me tè shū qì wèi
请 问 您 大 便 有 什 么 特 殊 气 味
ma
吗 ？

（11） What might make it worse or better?

qǐng wèn yǒu shén me yīn sù shǐ fù xiè jiā zhòng huò
请 问 有 什 么 因 素 使 腹 泻 加 重 或
jiǎn qīng ma
减 轻 吗 ？

（12） Did you have any other discomfort after diarrhea?

qǐng wèn nín fù xiè hòu gǎn dào shēn tǐ yǒu qí tā
请 问 您 腹 泻 后 感 到 身 体 有 其 他
bù shì ma
不 适 吗 ？

（13）Did you have the similar episode before?

qǐng wèn nín guò qù yǒu lèi sì qíng kuàng ma
请 问 您 过 去 有 类 似 情 况 吗 ？

（14）Did you feel bellyache before or after diarrhea?

qǐng wèn nín fù xiè qián hòu yǒu fù tòng ma
请 问 您 腹 泻 前 后 有 腹 痛 吗 ？

（15）Did you have a fever?

qǐng wèn nín yǒu fā rè ma
请 问 您 有 发 热 吗 ？

（16）Did you have any joint pain before the diarrhea?

qǐng wèn nín fù xiè qián yǒu guān jié téng tòng
请 问 您 腹 泻 前 有 关 节 疼 痛

ma
吗 ？

（17）Did you lose weight recently?

qǐng wèn nín jìn qī tǐ zhòng yǒu xià jiàng ma
请 问 您 近 期 体 重 有 下 降 吗 ？

（18）Did you take any medication before diarrhea?

qǐng wèn nín fù xiè qián fú yòng nǎ xiē yào wù
请 问 您 腹 泻 前 服 用 哪 些 药 物 ？

（19）Did any member of your family have the similar symptoms?

qǐng wèn nín jiā zú zhōng yǒu lèi sì qíng kuàng
请 问 您 家 族 中 有 类 似 情 况

ma
吗 ？

（20）Do you have a family history of cancer?

qǐng wèn nín jiā zú zhōng yǒu méi yǒu ě xìng zhǒng
请 问 您 家 族 中 有 没 有 恶 性 肿

liú bìng shǐ
瘤 病 史 ？

28. 便秘 (constipation)

A. 问诊要点

（1）便秘开始时间

（2）是否伴随便血、排便疼痛

（3）是否有生活环境变化

（4）是否有精神情绪变化

（5）是否伴有代谢性/内分泌疾病：糖尿病、甲状腺功能低下等

（6）是否有心脑血管意外、长期卧床、皮肌炎或硬皮病等

（7）便秘与食物关系

（8）用药情况

B. 引起便秘常见原因

（1）功能性原因

　　① 排便习惯改变

　　② 饮食习惯变化

　　③ 精神心理因素：工作及经济压力、抑郁症、焦虑等

（2）器质性因素

　　① 消化系统疾病：痔疮、肛裂、肠道肿瘤等

　　② 代谢/内分泌功能障碍：糖尿病、甲状腺功能低下等

　　③ 其他：心脑血管意外、多发性硬化、痴呆、硬皮病、药物因素等

C. 便秘问诊常用语示范

（1）When did your constipation start?

qǐng wèn nín biàn mì shì shén me shí hou kāi shǐ de

请 问 您 便 秘 是 什 么 时 候 开 始 的？

（2）When did you experience the difficulty of defecation?

qǐng wèn nín shì shén me shí jiān fā xiàn dà biàn kùn
请 问 您 是 什 么 时 间 发 现 大 便 困

nan de
难 的 ？

（3）How often did you pass stools?

qǐng wèn nín yī bān jǐ tiān jiě yī cì dà biàn
请 问 您 一 般 几 天 解 一 次 大 便

ne
呢 ？

（4）How long had you experienced without defecation?

qǐng wèn nín zuì cháng jǐ tiān jiě yī cì biàn ne
请 问 您 最 长 几 天 解 一 次 便 呢 ？

（5）What shape was the stool?

qǐng wèn nín jiě de dà biàn shì shén me xíng
请 问 您 解 的 大 便 是 什 么 形

zhuàng
状 ？

（6）How much was the volume of the stool?

qǐng wèn nín dà biàn liàng yǒu duō shǎo ne
请 问 您 大 便 量 有 多 少 呢 ？

（7）What color was the stool?

qǐng wèn nín de dà biàn shì shén me yán sè
请 问 您 的 大 便 是 什 么 颜 色 ？

（8）Did the color of the faeces ever change since the onset of
constipation?

qǐng wèn nín fā bìng qī jiān dà biàn yán sè yǒu méi
请 问 您 发 病 期 间 大 便 颜 色 有 没

yǒu fā shēng gǎi biàn
有 发 生 改 变 ？

（9） Was there any special odor associated with the stools?

qǐng wèn nín dà biàn yǒu shén me tè shū qì wèi ma
请 问 您 大 便 有 什 么 特 殊 气 味 吗 ？

（10） Did you have any other discomfort?

qǐng wèn nín gǎn dào shēn tǐ yǒu qí tā bù shì
请 问 您 感 到 身 体 有 其 他 不 适
ma
吗 ？

（11） Did you have the similar episode before?

qǐng wèn nín guò qù yǒu lèi sì qíng kuàng ma
请 问 您 过 去 有 类 似 情 况 吗 ？

（12） Did you have bellyache before or after the constipation?

qǐng wèn nín biàn mì qián hòu yǒu fù tòng ma
请 问 您 便 秘 前 后 有 腹 痛 吗 ？

（13） Did you have regular meals?

qǐng wèn nín de yǐn shí guī lǜ ma
请 问 您 的 饮 食 规 律 吗 ？

（14） What did you eat usually?

qǐng wèn nín tōng cháng jìn shí shén me shí wù
请 问 您 通 常 进 食 什 么 食 物 ？

（15） Did you lose weight recently?

qǐng wèn nín jìn qī tǐ zhòng yǒu xià jiàng ma
请 问 您 近 期 体 重 有 下 降 吗 ？

（16） Did you take any medication before conspitation?

qǐng wèn nín fā bìng qián fú yòng nǎ xiē yào wù
请 问 您 发 病 前 服 用 哪 些 药 物 ？

（17） Did you have any history of abdominal or pelvic surgery?

qǐng wèn nín shì fǒu yǒu fù bù pén qiāng shǒu shù
请 问 您 是 否 有 腹 部 、 盆 腔 手 术
shǐ
史 ？

（18）Did any member of your family have similar symptoms?

<ruby>请<rt>qǐng</rt></ruby> <ruby>问<rt>wèn</rt></ruby> <ruby>您<rt>nín</rt></ruby> <ruby>家<rt>jiā</rt></ruby> <ruby>族<rt>zú</rt></ruby> <ruby>中<rt>zhōng</rt></ruby> <ruby>有<rt>yǒu</rt></ruby> <ruby>类<rt>lèi</rt></ruby> <ruby>似<rt>sì</rt></ruby> <ruby>情<rt>qíng</rt></ruby> <ruby>况<rt>kuàng</rt></ruby>
<ruby>吗<rt>ma</rt></ruby> ？

（19）Do you have a family history of cancer?

<ruby>请<rt>qǐng</rt></ruby> <ruby>问<rt>wèn</rt></ruby> <ruby>您<rt>nín</rt></ruby> <ruby>家<rt>jiā</rt></ruby> <ruby>族<rt>zú</rt></ruby> <ruby>中<rt>zhōng</rt></ruby> <ruby>有<rt>yǒu</rt></ruby> <ruby>没<rt>méi</rt></ruby> <ruby>有<rt>yǒu</rt></ruby> <ruby>恶<rt>è</rt></ruby> <ruby>性<rt>xìng</rt></ruby> <ruby>肿<rt>zhǒng</rt></ruby>
<ruby>瘤<rt>liú</rt></ruby> <ruby>病<rt>bìng</rt></ruby> <ruby>史<rt>shǐ</rt></ruby> ？

29. 发绀（cyanosis）

（1）发绀起病情况

（2）伴随症状：心悸、头昏、乏力等

（3）可能的诱因或前驱症状

（4）发作部位及频率

（5）是否伴发晕厥或意识障碍

（6）与食物和药物的关系

（7）家族史

（8）手术外伤病史

B. 引起发绀常见原因

（1）心源性：心脏瓣膜疾病、冠状动脉疾病、心肌病等

（2）肺源性：支气管炎、哮喘、COPD、肿瘤

（3）外周血管性：血管炎、上腔静脉综合征、静脉血栓、挤压综合征等

（4）感染性因素：败血症等

（5）药物、食物因素

C. 发绀问诊常用语示范

（1）How long have you been having the cyanosis?

qǐng wèn nín fā gàn yǒu duō cháng shí jiān le
请 问 您 发 绀 有 多 长 时 间 了 ?

（2）Did cyanosis attack suddenly? Could it get better, and how?

fā gàn shì tū rán fā shēng de ma　　　néng hǎo zhuǎn
发 绀 是 突 然 发 生 的 吗 ? 能 好 转

ma　　zěn yàng cái néng hǎo zhuǎn ne
吗 ？ 怎 样 才 能 好 转 呢 ？

（3） Was the cyanosis all over your body or part of your body?

qǐng wèn shì quán shēn fā gàn hái shì shēn tǐ mǒu gè
请 问 是 全 身 发 绀 还 是 身 体 某 个

bù wèi fā gàn
部 位 发 绀 ？

（4） Did you feel chest congestion, chest pain, palpitation or shortness of breath?

qǐng wèn nín gǎn dào xiōng mèn xiōng tòng xīn
请 问 您 感 到 胸 闷 、 胸 痛 、 心

huāng qì jí ma
慌 、 气 急 吗 ？

（5） Did you have cough, expectoration or hemoptysis?

qǐng wèn nín ké sou ké tán kǎ xiě ma
请 问 您 咳 嗽 、 咳 痰 、 咯 血 吗 ？

（6） Did you have decrease of urine or edema recently?

qǐng wèn nín zuì jìn gǎn dào niào shǎo fú zhǒng
请 问 您 最 近 感 到 尿 少 、 浮 肿

ma
吗 ？

（7） Did you have constipation?

qǐng wèn nín biàn mì ma
请 问 您 便 秘 吗 ？

（8） Did you feel pain or swelling on your limbs?

qǐng wèn nín gǎn dào zhī tǐ téng tòng zhǒng zhàng
请 问 您 感 到 肢 体 疼 痛 、 肿 胀

ma
吗 ？

（9）Did you feel cold on your extremities？

qǐng wèn nín gǎn dào zhī tǐ lěng ma
请 问 您 感 到 肢 体 冷 吗？

（10）Could you carry on daily activities？

qǐng wèn nín rì cháng huó dòng shòu xiàn ma
请 问 您 日 常 活 动 受 限 吗？

（11）Have you ever been forced to sit up during sleep because of chest congestion？

qǐng wèn nín yǒu guò shuì mián zhōng yīn xiōng mèn bèi
请 问 您 有 过 睡 眠 中 因 胸 闷 被

pò zuò qǐ ma
迫 坐 起 吗？

（12）Did you have syncope before？

qǐng wèn nín yǒu guò yūn jué ma
请 问 您 有 过 晕 厥 吗？

（13）Did you have any particular food prior to the cyanosis，such as pickled products or spoilt vegetables？

qǐng wèn nín fā bìng qián chī guò shén me tè shū shí
请 问 您 发 病 前 吃 过 什 么 特 殊 食

wù ma bǐ rú yān zhì pǐn biàn zhì de shū
物 吗？ 比 如 腌 制 品 、 变 质 的 蔬

cài děng
菜 等？

（14）Did any member of your family have similar symptoms？

nín de jiā rén yǒu lèi sì biǎo xiàn ma
您 的 家 人 有 类 似 表 现 吗？

30. 晕厥 (syncope)

A. 问诊要点

（1）晕厥起病情况

（2）晕厥可能诱因及前驱症状

（3）晕厥伴发症状（头痛、头昏、心慌等）

（4）晕厥时意识状态，是否伴有大小便失禁等

（5）基础疾病情况

（6）用药情况

（7）手术外伤史

（8）家族史

B. 引起晕厥常见原因

（1）心血管源性

    ① 心律失常：心动过缓、心动过速、颈动脉窦综合征

    ② 心脏输出减少（机械性）：输出道梗阻（主动脉狭窄、肥厚性心肌病/粘液瘤等）、回心血量减少、心肌源性

    ③ 返流/充盈不足：迷走血管性（排尿反射、吞咽反射、咳嗽、排便反射等）、体位性低血压

（2）脑血管因素：颈动脉疾病、TIAs、椎基底动脉供血不足、颅内高压等

（3）其他因素

    ① 代谢性：低氧血症、低血糖、药物影响、酒精

    ② 精神性因素：疼痛、癔病、过度通气等

（3）特发性水肿：无明确原因的水肿，如经前期紧张综合征等。

C. 水肿问诊常用语示范

（1）When did your edema start?

qǐng wèn nín shén me shí hou kāi shǐ chū xiàn shuǐ zhǒng
请 问 您 什 么 时 候 开 始 出 现 水 肿

de
的 ？

（2）Could you show me where the edema is?

qǐng wèn nín néng zhǐ chū shuǐ zhǒng de jù tǐ bù wèi
请 问 您 能 指 出 水 肿 的 具 体 部 位

ma
吗 ？

（3）Was your edema constant or intermittent, and how often did it come back?

qǐng wèn nín shuǐ zhǒng shì chí xù xìng de hái shì jiàn
请 问 您 水 肿 是 持 续 性 的 还 是 间

duàn xìng de rú guǒ shì jiàn duàn xìng shuǐ zhǒng
断 性 的 ？ 如 果 是 间 断 性 水 肿 ，

qǐng wèn duō jiǔ chū xiàn yī cì
请 问 多 久 出 现 一 次 ？

（4）Was there anything that might induce your edema?

qǐng wèn nín zhī dào yǒu shén me yǐn qǐ shuǐ zhǒng de
请 问 您 知 道 有 什 么 引 起 水 肿 的

yuán yīn ma
原 因 吗 ？

（5）Was your edema progressing?

qǐng wèn nín shuǐ zhǒng shì fǒu yù lái yù zhòng
请 问 您 水 肿 是 否 愈 来 愈 重 ？

（6）Was there anything that might make the edema worse?

请问您知道有什么因素可能加重水肿？

（7）What might make the edema better?

有什么因素可能减轻水肿？

（8）When was the edema most obvious in 24 hours?

请问您在一天中什么时间水肿最明显？

（9）Was the edema associated with your body posture?

请问您水肿与您的体位有关系吗？

（10）Was the edema associated with your movement?

请问您水肿与您的活动有关系吗？

（11）Are you taking any medications? What is the list of your medications?

请问您现在服用药物吗？服用哪些药物？

（12）Did you have any rash?

qǐng wèn nín yǒu pí zhěn ma
请 问 您 有 皮 疹 吗 ？

（13）Did you have any chest congestion, shortness of breath or dyspnea?

qǐng wèn nín yǒu xiōng mèn　　 qì jí　　 hū xī kùn
请 问 您 有 胸 闷 、 气 急 、 呼 吸 困

nán ma
难 吗 ？

（14）Did you have cough and sputum?

qǐng wèn nín yǒu ké sou ké tán ma
请 问 您 有 咳 嗽 咳 痰 吗 ？

（15）Did you have any chills, hoarseness or poor appetite?

qǐng wèn nín yǒu pà lěng　　 shēng yīn sī yǎ hé shí
请 问 您 有 怕 冷 、 声 音 嘶 哑 和 食

yù bù zhèn ma
欲 不 振 吗 ？

（16）Was there any change in your urine volume or color recently?

qǐng wèn nín zuì jìn yǒu niào liàng jí niào yán sè gǎi
请 问 您 最 近 有 尿 量 及 尿 颜 色 改

biàn ma
变 吗 ？

（17）Did you have urine bubbles increased recently?

qǐng wèn nín zuì jìn niào pào mò zēng duō ma
请 问 您 最 近 尿 泡 沫 增 多 吗 ？

（18）Did you have any changes in the frequency and volume of noctumal urination?

qǐng wèn nín yǒu yè niào cì shù hé yè niào liàng gǎi
请 问 您 有 夜 尿 次 数 和 夜 尿 量 改

biàn ma
变 吗？

（19）How was your appetite or sleep?

nín yǐn shí hé shuì mián qíng kuàng zěn me yàng
您 饮 食 和 睡 眠 情 况 怎 么 样？

（20）Did you feel nauseated?

qǐng wèn nín shì fǒu gǎn dào ě xin
请 问 您 是 否 感 到 恶 心？

（21）Did you vomit?

qǐng wèn nín yǒu ǒu tù ma
请 问 您 有 呕 吐 吗？

（22）Did you have any bleeding?

qǐng wèn nín yǒu shén me bù wèi chū xiě ma
请 问 您 有 什 么 部 位 出 血 吗？

（23）Did you have any yellowing of the skin/jaundice?

qǐng wèn nín yǒu pí fū fā huáng ma
请 问 您 有 皮 肤 发 黄 吗？

（24）Did you have bloating/abdominal distension?

qǐng wèn nín yǒu fù zhàng
请 问 您 有 腹 胀？

（25）Was your menstrual period regular?

qǐng wèn nín píng shí yuè jīng guī lǜ ma
请 问 您 平 时 月 经 规 律 吗？

（26）Did your edema have anything to do with your menstrual cycle?

qǐng wèn shuǐ zhǒng yǔ nín yuè jīng zhōu qī yǒu guān
请 问 水 肿 与 您 月 经 周 期 有 关
ma
吗？

（27） Are you under any medical treatment? Could you please tell me the details of the treatment?

qǐng wèn nín zuì jìn yǒu méi yǒu jiē shòu zhì liáo
请 问 您 最 近 有 没 有 接 受 治 疗 ？

néng gào su wǒ zhì liáo de qíng kuàng ma
能 告 诉 我 治 疗 的 情 况 吗 ？

（28） Do you have a history of any other disease?

qǐng wèn nín jì wǎng yǒu shén me qí tā jí bìng
请 问 您 既 往 有 什 么 其 他 疾 病

ma
吗 ？

32. 血尿 (hematuria)

A. 问诊要点

（1）血尿开始时间

（2）血尿频率：持续性/间断性

（3）血尿性质：尿中带血/全血尿/血红和蛋白尿

（4）血尿量

（5）是否伴有尿路症状：尿频、尿急、尿痛

（6）是否伴有腹痛、腰痛

（7）与月经的关系

（8）是否伴有消瘦、全身乏力

（9）外伤史、家族史、过去史

（10）用药情况：是否使用抗凝药

B. 引起血尿常见原因

（1）一过性血尿

　　① 尿路感染

　　② 运动过度

　　③ 尿路结石

　　④ 外伤：肾脏、膀胱、尿道

　　⑤ 子宫内膜异位

　　⑥ 血栓栓塞因素

　　⑦ 抗凝药物使用

（2）持续性血尿

　　① 肾小球外因素：肾性（肿瘤、多囊肾、肾盂肾炎、肾乳头坏死、镰状细胞病等）、输尿管肿瘤、结石等

　　② 肾小球因素：孤立性病变（IgA 肾病、膜性病变）、

继发感染（链球菌感染后）、系统性疾病（血管炎、SLE 等）

C. 血尿问诊常用语示范

（1） When did your hematuria start?

qǐng wèn nín shén me shí hou kāi shǐ chū xiàn xuè niào
请问您什么时候开始出现血尿
de
的？

（2） Was your hematuria persistent or intermittent? If intermittent, how often did it come back?

qǐng wèn nín xuè niào shì chí xù xìng de hái shì jiàn
请问您血尿是持续性的还是间
duàn xìng de   rú guǒ shì jiàn duàn xìng xuè niào
断性的？如果是间断性血尿，
qǐng wèn duō jiǔ chū xiàn yī cì
请问多久出现一次？

（3） Was it the total hematuria, initial hematuria or terminal hematuria?

qǐng wèn nín xuè niào shì quán chéng xìng xuè niào hái
请问您血尿是全程性血尿还
shì chū shǐ xuè niào huò zhōng mò xuè niào
是初始血尿或终末血尿？

（4） Could you please describe your hematuria color?

qǐng wèn nín xuè niào shì shén me yán sè de
请问您血尿是什么颜色的？

（5） Was there any blood clot in your urine?

qǐng wèn nín niào zhōng yǒu xuè kuài ma
请问您尿中有血块吗？

（6）Was there any possible reason for the hematuria?

qǐng wèn nín zhī dào yǒu shén me yǐn qǐ xuè niào de
请 问 您 知 道 有 什 么 引 起 血 尿 的

yuán yīn ma
原 因 吗?

（7）Was your hematuria progressing?

qǐng wèn nín xuè niào shì fǒu yù lái yù zhòng
请 问 您 血 尿 是 否 愈 来 愈 重?

（8）Was there anything might make the hematuria worse?

qǐng wèn yǒu shén me yīn sù kě néng jiā zhòng xuè
请 问 有 什 么 因 素 可 能 加 重 血

niào
尿?

（9）What would make the hematuria better?

yǒu shén me yīn sù kě néng jiǎn qīng xuè niào
有 什 么 因 素 可 能 减 轻 血 尿?

（10）Did you have frequent urination, urgent urination or urinary pain/dysuria?

qǐng wèn nín yǒu niào pín niào jí niào tòng
请 问 您 有 尿 频 、 尿 急 、 尿 痛

ma
吗?

（11）Did you have low back pain?

qǐng wèn nín yǒu yāo tòng ma
请 问 您 有 腰 痛 吗?

（12）Did you feel nauseated?

qǐng wèn nín shì fǒu gǎn dào ě xin
请 问 您 是 否 感 到 恶 心?

（13）Did you vomit?

qǐng wèn nín yǒu ǒu tù ma
请 问 您 有 呕 吐 吗?

（14）Did you have any diarrhea or abdominal pain?

qǐng wèn nín yǒu fù xiè　fù tòng ma
请问您有腹泻、腹痛吗？

（15）Was the hematuria associated with your exercise?

qǐng wèn nín xuè niào yǔ yùn dòng yǒu guān xi ma
请问您血尿与运动有关系吗？

（16）Are you taking any medications? What is the list of the medications?

qǐng wèn nín xiàn zài yǒu fú yòng yào wù ma　　fú
请问您现在有服用药物吗？服

yòng nǎ xiē yào wù
用哪些药物？

（17）Did you have any rash?

qǐng wèn nín yǒu pí zhěn ma
请问您有皮疹吗？

（18）Did you have any edema?

qǐng wèn nín yǒu shuǐ zhǒng ma
请问您有水肿吗？

（19）Could you please show me where the edema is?

nín néng zhǐ chū shuǐ zhǒng de jù tǐ bù wèi ma
您能指出水肿的具体部位吗？

（20）Did you have urine bubbles increased recently?

qǐng wèn nín zuì jìn yǒu niào pào mò zēng duō ma
请问您最近有尿泡沫增多吗？

（21）Did you have any changes in the frequency and volume of noctumal urination?

qǐng wèn nín yǒu yè niào cì shù hé yè niào liàng gǎi
请问您有夜尿次数和夜尿量改

biàn ma
变吗？

（22）Did you have chills or fever?

qǐng wèn nín yǒu wèi hán fā rè ma
请 问 您 有 畏 寒 发 热 吗 ？

（23）Did you have a runny nose and sore throat recently?

qǐng wèn nín zuì jìn yǒu wú liú bí tì yān
请 问 您 最 近 有 无 流 鼻 涕 、 咽

tòng
痛 ？

（24）How was your appetite and sleep?

qǐng wèn nín yǐn shí hé shuì mián qíng kuàng zěn me
请 问 您 饮 食 和 睡 眠 情 况 怎 么

yàng
样 ？

（25）Did you have any bleeding?

qǐng wèn nín yǒu shén me bù wèi chū xiě ma
请 问 您 有 什 么 部 位 出 血 吗 ？

（26）Did you have any joint pain?

qǐng wèn nín yǒu gǔ guān jié téng tòng ma
请 问 您 有 骨 关 节 疼 痛 吗 ？

（27）Did you have abmormal vaginal discharge recently?

qǐng wèn nín zuì jìn yǒu méi yǒu bái dài yì cháng
请 问 您 最 近 有 没 有 白 带 异 常 ？

（28）Was your menstrual period regular?

nín píng shí yuè jīng guī lǜ ma
您 平 时 月 经 规 律 吗 ？

（29）Was your hematuria associated with your menstrual cycle?

qǐng wèn xuè niào yǔ nín yuè jīng zhōu qī yǒu guān
请 问 血 尿 与 您 月 经 周 期 有 关

ma
吗 ？

（30）Did you recently have any waist or abdominal trauma or instrument examination of urinary tract?

zuì jìn yǒu wú yāo fù bù wài shāng huò mì niào dào
最 近 有 无 腰 腹 部 外 伤 或 泌 尿 道

qì xiè jiǎn chá shǐ
器 械 检 查 史 ？

（31）Did you undertake any medical treatment, and what was the detail of the treatment?

qǐng wèn nín zuì jìn yǒu méi yǒu jiē shòu zhì liáo
请 问 您 最 近 有 没 有 接 受 治 疗 ，

néng gào su wǒ zhì liáo de qíng kuàng ma
能 告 诉 我 治 疗 的 情 况 吗 ？

（32）Do you have a history of any other disease?

nín jì wǎng yǒu shén me qí tā jí bìng ma
您 既 往 有 什 么 其 他 疾 病 吗 ？

33. 尿频、尿急与尿痛（frequent urination, urgent urination and odynuria）

A. 问诊要点

（1）尿路刺激症状起病时间

（2）是否伴有发热

（3）是否伴血尿、脓尿

（4）是否伴有糖尿病等

（5）不洁性生活史及性伴侣情况

（5）月经史

（6）是否伴有水肿、体重增加/体重下降

B. 引起尿路刺激症状常见原因

（1）尿道外因素：外阴—阴道感染

（2）尿道因素

　　① 尿道炎：淋球菌性、急性尿道综合征、滴虫性尿道炎

　　② 前列腺炎

　　③ 尿路感染：膀胱炎、肾盂肾炎

（3）膀胱激惹

C. 尿路刺激症状问诊常用语示范

（1）How many times did you pass urine daily?

nín měi tiān pái niào cì shù dà gài duō shǎo
您 每 天 排 尿 次 数 大 概 多 少？

（2）How much urine did you pass each time?

nín měi cì niào liàng dà gài duō shǎo
您 每 次 尿 量 大 概 多 少？

（3）How long was the interval between micturitions?

qǐng wèn nín měi cì pái niào jiàn gé shí jiān dà yuē
请 问 您 每 次 排 尿 间 隔 时 间 大 约

duō shǎo
多 少 ？

（4）When did you have frequent urination, urgent urination and odynuria?

qǐng wèn nín shén me shí hou kāi shǐ chū xiàn niào
请 问 您 什 么 时 候 开 始 出 现 尿

pín niào jí niào tòng de
频 、 尿 急 、 尿 痛 的 ？

（5）Was your frequent urination, urgent urination and odynuria constant or intermittent?

nín de niào pín niào jí niào tòng shì chí xù
您 的 尿 频 、 尿 急 、 尿 痛 是 持 续

xìng de hái shì jiàn duàn xìng de
性 的 还 是 间 断 性 的 ？

（6）Did you have any chills or fever?

nín yǒu wèi hán fā rè ma
您 有 畏 寒 发 热 吗 ？

（7）Did you have changes in urine color and urine volume?

qǐng wèn nín yǒu niào sè hé niào liàng gǎi biàn ma
请 问 您 有 尿 色 和 尿 量 改 变 吗 ？

（8）Was there any reason might induce frequent urination, urgent urination or odynuria?

qǐng wèn nín zhī dào yǒu shén me yǐn qǐ niào pín
请 问 您 知 道 有 什 么 引 起 尿 频 、

niào jí niào tòng de yuán yīn ma
尿 急 、 尿 痛 的 原 因 吗 ？

（9） Were your frequent urination, urgent urination, and odynuria progressing?

qǐng wèn nín niào pín   niào jí   niào tòng shì fǒu
请 问 您 尿 频 、 尿 急 、 尿 痛 是 否
yù lái yù zhòng
愈 来 愈 重 ?

（10） Was there anything might make the symptoms worse?

qǐng wèn nín yǒu shén me yīn sù kě néng jiā zhòng
请 问 您 有 什 么 因 素 可 能 加 重
niào pín   niào jí   niào tòng
尿 频 、 尿 急 、 尿 痛 ?

（11） Was there anything might make the symptoms better?

yǒu shén me yīn sù kě néng jiǎn qīng niào pín   niào
有 什 么 因 素 可 能 减 轻 尿 频 、 尿
jí   niào tòng
急 、 尿 痛 ?

（12） Did you have any urethral meatus（opening）secretion?

qǐng wèn nín niào dào kǒu yǒu fēn mì wù ma
请 问 您 尿 道 口 有 分 泌 物 吗 ?

（13） Did you have any micturition difficulties?

qǐng wèn nín pái niào fèi lì ma
请 问 您 排 尿 费 力 吗 ?

（14） Did you have urine bubbles increased recently?

qǐng wèn nín zuì jìn yǒu niào pào mò zēng duō
请 问 您 最 近 有 尿 泡 沫 增 多
ma
吗 ? .

（15） Did you have any edema?

qǐng wèn nín yǒu shuǐ zhǒng ma
请 问 您 有 水 肿 吗 ?

（16）Could you show me where the edema is?

nín néng zhǐ chū shuǐ zhǒng de jù tǐ bù wèi
您 能 指 出 水 肿 的 具 体 部 位
ma
吗 ？

（17）Did you have any rash?

qǐng wèn nín yǒu pí zhěn ma
请 问 您 有 皮 疹 吗 ？．

（18）Did you have any joint pain?

nín yǒu gǔ guān jié téng tòng ma
您 有 骨 关 节 疼 痛 吗 ？

34. 少尿、无尿 (oliguria and anuria)

A. 问诊要点

少尿：<400 ml/24 小时。无尿：<100 ml/24 小时。

（1）开始出现少尿、无尿时间

（2）症状是突然出现还是逐渐加重

（3）是否伴有发热、关节疼痛等

（4）是否伴有明显饮水、进食减少

（5）是否伴有心慌、气急、水肿等症状

（6）是否与食物、药物有关

（7）是否伴有排尿困难、尿频、尿急、尿痛等泌尿道症状

B. 引起少尿、无尿常见原因

（1）肾前性

　　① 循环功能障碍、充血性心衰、各种原因所致的休克

　　② 严重脱水或电解质紊乱

　　③ 肾动脉栓塞与血栓形成

（2）肾性（器质性肾衰竭）

　　① 急性肾小球肾炎

　　② 急性肾功能衰竭

　　③ 慢性肾炎急性发作

　　④ 血栓性血小板减少性紫癜

　　⑤ 溶血性尿毒症综合征

（3）肾后性（梗阻性肾衰竭）

　　① 肾盂、输尿管结石

　　② 输尿管炎症性水肿、瘢痕、狭窄等

　　③ 输尿管器械检查、插管术后

④ 肾及输尿管损伤

⑤ 膀胱肿瘤、腹腔巨大肿瘤

C. 少尿、无尿问诊常用语示范

（1）Could you please tell me your total urine volume in 24 hours?

<ruby>请<rt>qǐng</rt></ruby> <ruby>问<rt>wèn</rt></ruby> <ruby>您<rt>nín</rt></ruby> <ruby>二<rt>èr</rt></ruby> <ruby>十<rt>shí</rt></ruby> <ruby>四<rt>sì</rt></ruby> <ruby>小<rt>xiǎo</rt></ruby> <ruby>时<rt>shí</rt></ruby> <ruby>尿<rt>niào</rt></ruby> <ruby>量<rt>liàng</rt></ruby> <ruby>是<rt>shì</rt></ruby> <ruby>多<rt>duō</rt></ruby>

<ruby>少<rt>shǎo</rt></ruby> ？

（2）When did you have the decrease of micturation/oliguria or anuria?

<ruby>请<rt>qǐng</rt></ruby> <ruby>问<rt>wèn</rt></ruby> <ruby>您<rt>nín</rt></ruby> <ruby>什<rt>shén</rt></ruby> <ruby>么<rt>me</rt></ruby> <ruby>时<rt>shí</rt></ruby> <ruby>候<rt>hou</rt></ruby> <ruby>开<rt>kāi</rt></ruby> <ruby>始<rt>shǐ</rt></ruby> <ruby>出<rt>chū</rt></ruby> <ruby>现<rt>xiàn</rt></ruby> <ruby>少<rt>shǎo</rt></ruby> <ruby>尿<rt>niào</rt></ruby>

<ruby>或<rt>huò</rt></ruby> <ruby>无<rt>wú</rt></ruby> <ruby>尿<rt>niào</rt></ruby> <ruby>的<rt>de</rt></ruby> ？

（3）Did the reduction of urine develop suddenly or gradually?

<ruby>请<rt>qǐng</rt></ruby> <ruby>问<rt>wèn</rt></ruby> <ruby>您<rt>nín</rt></ruby> <ruby>尿<rt>niào</rt></ruby> <ruby>量<rt>liàng</rt></ruby> <ruby>减<rt>jiǎn</rt></ruby> <ruby>少<rt>shǎo</rt></ruby> <ruby>是<rt>shì</rt></ruby> <ruby>突<rt>tū</rt></ruby> <ruby>然<rt>rán</rt></ruby> <ruby>出<rt>chū</rt></ruby> <ruby>现<rt>xiàn</rt></ruby> <ruby>的<rt>de</rt></ruby>

<ruby>还<rt>hái</rt></ruby> <ruby>是<rt>shì</rt></ruby> <ruby>逐<rt>zhú</rt></ruby> <ruby>渐<rt>jiàn</rt></ruby> <ruby>加<rt>jiā</rt></ruby> <ruby>重<rt>zhòng</rt></ruby> <ruby>的<rt>de</rt></ruby> ？

（4）Was there any special reason for urine reduction (oliguria or anuria)?

<ruby>请<rt>qǐng</rt></ruby> <ruby>问<rt>wèn</rt></ruby> <ruby>您<rt>nín</rt></ruby> <ruby>知<rt>zhī</rt></ruby> <ruby>道<rt>dào</rt></ruby> <ruby>引<rt>yǐn</rt></ruby> <ruby>起<rt>qǐ</rt></ruby> <ruby>少<rt>shǎo</rt></ruby> <ruby>尿<rt>niào</rt></ruby> <ruby>或<rt>huò</rt></ruby> <ruby>无<rt>wú</rt></ruby> <ruby>尿<rt>niào</rt></ruby> <ruby>的<rt>de</rt></ruby>

<ruby>原<rt>yuán</rt></ruby> <ruby>因<rt>yīn</rt></ruby> <ruby>吗<rt>ma</rt></ruby> ？

（5）Was your oliguria or anuria progressing?

<ruby>请<rt>qǐng</rt></ruby> <ruby>问<rt>wèn</rt></ruby> <ruby>您<rt>nín</rt></ruby> <ruby>少<rt>shǎo</rt></ruby> <ruby>尿<rt>niào</rt></ruby> 、 <ruby>无<rt>wú</rt></ruby> <ruby>尿<rt>niào</rt></ruby> <ruby>是<rt>shì</rt></ruby> <ruby>否<rt>fǒu</rt></ruby> <ruby>愈<rt>yù</rt></ruby> <ruby>来<rt>lái</rt></ruby> <ruby>愈<rt>yù</rt></ruby>

zhòng

重 ?

（6）Was there anything might make the oliguria or anuria worse?

yǒu shén me yīn sù kě néng jiā zhòng shǎo niào huò
有 什 么 因 素 可 能 加 重 少 尿 或

wú niào ma
无 尿 吗 ？

（7）What might make the origuria or anuria better?

yǒu shén me yīn sù kě néng jiǎn qīng shǎo niào huò wú
有 什 么 因 素 可 能 减 轻 少 尿 或 无

niào zhèng zhuàng
尿 症 状 ？

（8）Did you have any change in urinary frequency or color?

qǐng wèn nín xiǎo biàn cì shù huò xiǎo biàn yán sè yǒu
请 问 您 小 便 次 数 或 小 便 颜 色 有

gǎi biàn ma
改 变 吗 ？

（9）Did you have any difficulty in uresis/micturition?

qǐng wèn nín pái niào fèi lì ma
请 问 您 排 尿 费 力 吗 ？

（10）Did you have any discharge from the urinary meatus?

qǐng wèn nín niào dào kǒu yǒu fēn mì wù ma
请 问 您 尿 道 口 有 分 泌 物 吗 ？

（11）Did you have any frequent urination, urgent urination, or

odynuria?

qǐng wèn nín yǒu niào pín niào jí niào tòng
请 问 您 有 尿 频 、 尿 急 、 尿 痛

ma
吗 ？

（12）Did you have remarkable urine bubbles recently?

qǐng wèn nín zuì jìn niào pào mò míng xiǎn ma
请 问 您 最 近 尿 泡 沫 明 显 吗？

（13）Did your night urinary frequency and volume change?

qǐng wèn nín zuì jìn yǒu yè niào cì shù hé yè niào
请 问 您 最 近 有 夜 尿 次 数 和 夜 尿

liàng gǎi biàn ma
量 改 变 吗？

（14）Did you have any edema?

qǐng wèn nín yǒu shuǐ zhǒng ma
请 问 您 有 水 肿 吗？

（15）Could you show me where the edema is?

nín néng zhǐ chū shuǐ zhǒng de jù tǐ bù wèi
您 能 指 出 水 肿 的 具 体 部 位

ma
吗？

（16）Did you have any chills or fever?

qǐng wèn nín yǒu wèi hán fā rè ma
请 问 您 有 畏 寒 发 热 吗？

（17）Did you feel nauseated?

qǐng wèn nín shì fǒu gǎn dào ě xin
请 问 您 是 否 感 到 恶 心？

（18）Did you vomit?

qǐng wèn nín yǒu ǒu tù ma
请 问 您 有 呕 吐 吗？

（19）Did you have low back pain?

qǐng wèn nín yǒu yāo tòng ma
请 问 您 有 腰 痛 吗？

（20）Did you have any rash?

qǐng wèn nín yǒu pí zhěn ma
请 问 您 有 皮 疹 吗？

（21）Did you have any joint pain recently?

qǐng wèn nín zuì jìn yǒu guān jié téng tòng ma
请 问 您 最 近 有 关 节 疼 痛 吗 ？

（22）Did you have any chest congestion shortness of breath or duspnea?

qǐng wèn nín yǒu xiōng mèn qì jí hū xī kùn
请 问 您 有 胸 闷 、 气 急 、 呼 吸 困

nan ma
难 吗 ？

（23）Are you taking any medications? What is the list of the medications?

qǐng wèn nín zuì jìn yǒu fú yòng yào wù ma fú
请 问 您 最 近 有 服 用 药 物 吗 ？ 服

yòng nǎ xiē yào wù
用 哪 些 药 物 ？

（24）Do you have a history of any other disease?

qǐng wèn nín jì wǎng yǒu shén me qí tā jí bìng ma
请 问 您 既 往 有 什 么 其 他 疾 病 吗 ？

35. 多尿（polyuria）

A. 问诊要点

（1）发现尿量增多时间

（2）每天总尿量

（3）可能的原因

（4）是否伴有烦渴多饮、体重下降

（5）是否有头颅外伤及手术史

（6）是否伴有尿急、尿痛

（7）月经史及是否怀孕

（8）是否服用利尿剂或其他药物

（9）是否伴有皮肤瘙痒

B. 引起多尿常见原因

（1）尿频（大于每分钟 2 ml 或 2 ml/kg/小时）

　　① 水利尿：饮水过多（烦渴）、失水过多—尿崩症（中枢性/肾性）

　　② 渗透性利尿：糖尿病、慢性肾病等

（2）尿频伴尿急、尿痛、脓尿

C. 多尿问诊常用语示范

（1）Could you please tell me your total urine volume in 24 hours?

qǐng wèn nín néng gào su wǒ èr shí sì xiǎo shí niào
请 问 您 能 告 诉 我 二 十 四 小 时 尿

liàng ma
量 吗？

（2）When did your polyuria start?

qǐng wèn nín shén me shí hou kāi shǐ chū xiàn duō niào
请 问 您 什 么 时 候 开 始 出 现 多 尿

de
的 ？

（3）How many times did you micturate daily?

qǐng wèn nín měi tiān pái niào cì shù dà gài duō
请 问 您 每 天 排 尿 次 数 大 概 多

shǎo
少 ？

（4）How much urine did you pass each time?

qǐng wèn nín měi cì niào liàng dà gài duō shǎo
请 问 您 每 次 尿 量 大 概 多 少 ？

（5）Was there any possible resean for the polyuria?

qǐng wèn nín zhī dào yǐn qǐ duō niào de yuán yīn
请 问 您 知 道 引 起 多 尿 的 原 因

ma
吗 ？

（6）Was your polyuria progressing?

nín duō niào shì fǒu yù lái yù zhòng
您 多 尿 是 否 愈 来 愈 重 ？

（7）Was there anything might make the polyuria worse?

qǐng wèn yǒu shén me yīn sù kě néng jiā zhòng duō
请 问 有 什 么 因 素 可 能 加 重 多

niào ma
尿 吗 ？

（8）What might make the polyuria better?

yǒu shén me yīn sù kě néng jiǎn qīng duō niào
有 什 么 因 素 可 能 减 轻 多 尿 ？

（9）Was there any change in urine color?

qǐng wèn nín yǒu niào sè gǎi biàn ma
请 问 您 有 尿 色 改 变 吗？

（10）Did you have any difficulty in uresis/micturition?

qǐng wèn nín pái niào fèi lì ma
请 问 您 排 尿 费 力 吗？

（11）Did you have frequent urination, urgent urination or odynuria?

qǐng wèn nín yǒu niào pín niào jí niào tòng
请 问 您 有 尿 频 、 尿 急 、 尿 痛

ma
吗？

（12）Did you have urine bubbles increased?

qǐng wèn nín yǒu niào pào mò zēng duō ma
请 问 您 有 尿 泡 沫 增 多 吗？

（13）Did your night urinary frequency and volume chang?

qǐng wèn nín yǒu yè niào cì shù hé yè niào liàng gǎi
请 问 您 有 夜 尿 次 数 和 夜 尿 量 改

biàn ma
变 吗？

（14）Did you have any edema?

qǐng wèn nín yǒu shuǐ zhǒng ma
请 问 您 有 水 肿 吗？

（15）Could you show me where the edema is?

nín néng zhǐ chū shuǐ zhǒng de jù tǐ bù wèi
您 能 指 出 水 肿 的 具 体 部 位

ma
吗？

（16）Are you thirsty? Do you drink more water?

qǐng wèn nín yǒu kǒu kě duō yǐn ma
请 问 您 有 口 渴 、 多 饮 吗？

（17）Did you lose weight?

qǐng wèn nín yǒu xiāo shòu ma
请 问 您 有 消 瘦 吗？

（18）How about your diet and sleep?

qǐng wèn nín yǐn shí hé shuì mián qíng kuàng zěn me
请 问 您 饮 食 和 睡 眠 情 况 怎 么

yàng
样 ？

（19）Did you feel nauseated?

qǐng wèn nín shì fǒu gǎn dào ě xin
请 问 您 是 否 感 到 恶 心？

（20）Did you vomit?

qǐng wèn nín yǒu ǒu tù ma
请 问 您 有 呕 吐 吗？

（21）Did you have low back pain?

qǐng wèn nín yǒu yāo tòng ma
请 问 您 有 腰 痛 吗？

（22）Did you have any rash?

qǐng wèn nín yǒu pí zhěn ma
请 问 您 有 皮 疹 吗？

（23）Did you have any joint pain?

qǐng wèn nín zuì jìn yǒu guān jié téng tòng ma
请 问 您 最 近 有 关 节 疼 痛 吗？

（24）Did you have night sweats?

qǐng wèn nín yǒu dào hàn ma
请 问 您 有 盗 汗 吗？

（25）Were you afraid of hot?

qǐng wèn nín pà rè ma
请 问 您 怕 热 吗？

（26） Did you have any headache?

qǐng wèn nín yǒu tóu tòng ma
请 问 您 有 头 痛 吗 ？

（27） Did you take any medications? What was the list of the medications?

qǐng wèn nín zuì jìn yǒu fú yòng yào wù ma fú
请 问 您 最 近 有 服 用 药 物 吗 ？ 服
yòng nǎ xiē yào wù
用 哪 些 药 物 ？

（28） Did you take any medical treatment? Could you please tell me any details about the treatment?

qǐng wèn nín zuì jìn yǒu méi yǒu jiē shòu zhì liáo
请 问 您 最 近 有 没 有 接 受 治 疗 ，
néng gào su wǒ zhì liáo de qíng kuàng ma
能 告 诉 我 治 疗 的 情 况 吗 ？

（29） Do you have a history of any other disease?

nín jì wǎng yǒu shén me qí tā jí bìng ma
您 既 往 有 什 么 其 他 疾 病 吗 ？

（30） Did you have any history of head injury or surgery?

qǐng wèn nín yǒu tóu lú wài shāng shǒu shù shǐ
请 问 您 有 头 颅 外 伤 、 手 术 史
ma
吗 ？

36. 体重下降 (weight loss)

A. 问诊要点

（1）体重明显下降开始时间

（2）是否伴有进食障碍

（3）是否伴有便血、腹泻

（4）是否伴有乏力、疲劳

（5）是否伴有心肺系统疾病

（6）是否伴有水肿

B. 引起体重下降常见原因

（1）非预期体重下降

　　① 进食减少：恶性肿瘤、HIV、内分泌紊乱、慢性病（心肺疾病）、胃肠道疾病（消化不良、腹痛、腹胀、恶心呕吐）、精神性疾病（双极障碍、人格异常、谵妄）、药物影响（酒精、鸦片、可卡因、安非他明、抗肿瘤药）

　　② 能量消耗增加：甲亢、嗜络细胞瘤、慢性病（COPD/CHF）、恶性肿瘤、感染性疾病

　　③ 能量丢失：糖尿病控制不佳、吸收障碍

（2）预期性体重下降

　　① 摄入减少：治疗肥胖症、减食欲剂、厌食症/贪食症

　　② 增加能量消耗：长跑、职业（模特、芭蕾舞演员、体操运动员）

37. 抽搐与癫痫（seizure/epilepsy）

A. 问诊要点

（1）抽搐开始发作的时间

（2）前驱症状：发热、头痛、眩晕、幻视等

（3）抽搐持续时间

（4）发作频率

（5）是否伴有意识丧失

（6）头颅外伤史

（7）是否服用药物

（8）基础健康状况：糖尿病、甲状腺功能亢进/低下、肝肾疾病史等

（9）是否出现窒息、缺氧现象

B. 引起抽搐常见原因

（1）癫痫发作

　　① 原因不明

　　② 有明确诱因：先天性脑发育不良、宫内代谢障碍、高热（儿童）、颅内感染/肿瘤、中风、创伤、突然减药/药物反应、脑组织退化（老年人）

（2）非癫痫发作

　　① 生理病理性

　　——代谢内分泌障碍（甲状腺功能亢进/低下、低血糖/非酮症性高血糖）、电解质紊乱（低钠血症、低钙血症）、尿毒症、恶性高血压

　　——缺氧

　　② 心理性/精神性：神游状态（fugue state）、遗忘症、

转化障碍（conversion disorders）

（3）局限性抽搐（不伴有意识障碍）

①　单纯局限性抽搐：伴运动功能症状、伴特殊/本体感觉症状、伴自主神经症状

②　复合型抽搐（伴有意识障碍）

③　局限性抽搐混合全身性癫痫

（4）全身性抽搐

①　非痉挛性（典型性/非典型性）

②　痉挛性：肌阵挛、阵挛、僵直、僵直—阵挛、失张力发作

C. 抽搐问诊常用语示范

（1）When did your seizure start?

qǐng wèn nín shì cóng shén me shí hou kāi shǐ chū xiàn
请 问 您 是 从 什 么 时 候 开 始 出 现
chōu chù de
抽 搐 的？

（2）Was the seizure constant, or did it come and go?

chōu chù shì chí xù xìng de hái shì jiàn duàn xìng
抽 搐 是 持 续 性 的 还 是 间 断 性
de
的？

（3）Was the seizure general or localized?

chōu chù bù wèi shì quán shēn xìng hái shì jú xiàn xìng
抽 搐 部 位 是 全 身 性 还 是 局 限 性
de
的？

（4）How long did the seizure last each time?

měi cì chōu chù chí xù duō cháng shí jiān
每 次 抽 搐 持 续 多 长 时 间？

（5）Were you exposed to the rain or tired? Did you catoh cold before the seizure?

fā bìng qián nín shì fǒu lín yǔ láo lèi gǎn
发 病 前 您 是 否 淋 雨 、 劳 累 、 感
mào
冒 ?

（6）Did you have a history of head trauma?

qǐng wèn nín yǒu lú nǎo wài shāng shǐ ma
请 问 您 有 颅 脑 外 伤 史 吗 ?

（7）Did you lose your consciousness during the seizure?

qǐng wèn nín fā zuò chōu chù shí yì shí qīng chu
请 问 您 发 作 抽 搐 时 意 识 清 楚
ma
吗 ?

（8）Did you have any incontinence, tongue bite, foaming at the mouth or myalgia associated with the seizure?

qǐng wèn nín zài chōu chù shí yǒu dà xiǎo biàn shī
请 问 您 在 抽 搐 时 有 大 小 便 失
jìn shé yǎo shāng kǒu tǔ bái mò jī tòng
禁 、 舌 咬 伤 、 口 吐 白 沫 、 肌 痛
ma
吗 ?

（9）Did you vomit?

nín yǒu ǒu tù ma
您 有 呕 吐 吗 ?

（10）What were the volume, color, and odor of the vomitus?

qǐng wèn ǒu tù wù de liàng yán sè qì wèi
请 问 呕 吐 物 的 量 、 颜 色 、 气 味
rú hé
如 何 ?

（11） Did you have any yellow dye, cyanosis or special color of skin mucous membrane change?

qǐng wèn nín yǒu huáng rǎn　　 fā gàn huò zhě tè shū
请 问 您 有 黄 染 、 发 绀 或 者 特 殊

yán sè de pí fū nián mó gǎi biàn ma
颜 色 的 皮 肤 黏 膜 改 变 吗 ？ ，

（12） Did you have any acute infection, brain disease on brain trauma?

qǐng wèn nín yǒu jí xìng gǎn rǎn　　 nǎo bù jí
请 问 您 有 急 性 感 染 、 脑 部 疾

bìng　　 nǎo wài shāng bìng shǐ ma
病 、 脑 外 伤 病 史 吗 ？

（13） Did you have any hyperthyroidism, diabetes mellitus or malignant tumor?

qǐng wèn nín yǒu jiǎ kàng　　 táng niào bìng huò è
请 问 您 有 甲 亢 、 糖 尿 病 或 恶

xìng zhǒng liú bìng shǐ ma
性 肿 瘤 病 史 吗 ？

（14） Did you have any history of toxic exposure, hysteria or mental irritation?

qǐng wèn nín yǒu jiē chù dú wù　　 yì zhèng　　 jīng
请 问 您 有 接 触 毒 物 、 癔 症 、 精

shén cì jī ma
神 刺 激 吗 ？

（15） Did any member of your family have similar disease or symptoms?

qǐng wèn nín jiā tíng chéng yuán yǒu xiāng guān bìng shǐ
请 问 您 家 庭 成 员 有 相 关 病 史

jí zhèng zhuàng ma
及 症 状 吗 ？

（16） Did you have any treatment?

qǐng wèn nín zhì liáo guò ma
请 问 您 治 疗 过 吗 ？

（17） What kind of medical check-ups did you do, and what were the results?

qǐng wèn nín zuò le nǎ xiē jiǎn chá jié guǒ rú
请 问 您 做 了 哪 些 检 查 ， 结 果 如
hé
何 ？

（18） What were the pocesses and results of the treatment?

qǐng wèn nín zhì liáo guò chéng jí liáo xiào rú
请 问 您 治 疗 过 程 及 疗 效 如
hé
何 ？

（17） Did you receive any treatment?

qǐng wèn nín zhì liáo guò ma
请 问 您 治 疗 过 吗 ？

（18） Did you take any medical check-ups, and what about the results?

qǐng wèn nín zuò le nǎ xiē jiǎn chá jié guǒ rú
请 问 您 做 了 哪 些 检 查 ， 结 果 如

hé
何 ？

（19） How were the processes and effects of the treatment?

qǐng wèn nín zhì liáo guò chéng jí liáo xiào rú
请 问 您 治 疗 过 程 及 疗 效 如

hé
何 ？

qǐng wèn nín fā bìng qián shì fǒu yǒu láo lèi huò jīng
请 问 您 发 病 前 是 否 有 劳 累 或 精
shén cì jī
神 刺 激 ?

（8） Did you take any caffeine, theophylline or various stimulants?

qǐng wèn nín fú yòng kā fēi yīn chá jiǎn huò gè
请 问 您 服 用 咖 啡 因 、 茶 碱 或 各
zhǒng xìng fèn jì ma
种 兴 奋 剂 吗 ?

（9） Did you have dreaminess or nightmare?

qǐng wèn nín rù shuì hòu shì fǒu duō mèng huò róng yì
请 问 您 入 睡 后 是 否 多 梦 或 容 易
zuò è mèng
做 噩 梦 ?

（10） Did you have any chest congestion, shortness of breath, snoring, night terrors, polyuria, or joint pain?

qǐng wèn nín yǒu xiōng mèn qì duǎn dǎ hān
请 问 您 有 胸 闷 、 气 短 、 打 鼾 、
yè jīng duō niào huò guān jié téng tòng ma
夜 惊 、 多 尿 或 关 节 疼 痛 吗 ?

（11） Did you snore?

qǐng wèn nín shuì mián dǎ hān ma
请 问 您 睡 眠 打 鼾 吗 ?

（12） Did you have sleep apnea syndrome?

qǐng wèn nín yǒu shuì mián hū xī zàn tíng zōng hé
请 问 您 有 睡 眠 呼 吸 暂 停 综 合
zhēng ma
征 吗 ?

（13） Did you have any depression, obsessive-compulsive disorder or schizophrenia?

qǐng wèn nín yǒu yì yù zhèng qiáng pò zhèng
请 问 您 有 抑 郁 症 、 强 迫 症 、
jīng shén fēn liè zhèng ma
精 神 分 裂 症 吗 ?

（14） Did you have any history of cadiopulmonary or gastrointesti-
nal diseases?

qǐng wèn nín yǒu xīn fèi jí bìng wèi cháng jí
请 问 您 有 心 肺 疾 病 、 胃 肠 疾
bìng ma
病 吗 ?

（15） Did you have any history of nocturia, arthritis or malignant
tumor?

qǐng wèn nín yǒu yè niào zhèng guān jié yán
请 问 您 有 夜 尿 症 、 关 节 炎 、
è xìng zhǒng liú ma
恶 性 肿 瘤 吗 ?

（16） Did you receive any treatment?

qǐng wèn nín zhì liáo guò ma
请 问 您 治 疗 过 吗 ?

（17） Did you take any pills to help you go to sleep?

qǐng wèn nín chī ān mián yào ma
请 问 您 吃 安 眠 药 吗 ?

（18） Did you have any medical check-ups, and what about the
results?

qǐng wèn nín zuò le nǎ xiē jiǎn chá jié guǒ rú
请 问 您 做 了 哪 些 检 查 , 结 果 如
hé
何 ?

（19） How about the processes and the results of treatment?

zhì liáo guò chéng jí liáo xiào rú hé
治 疗 过 程 及 疗 效 如 何 ?

40. 肢体瘫痪 (limb weakness/paralysis)

A. 问诊要点

（1）开始出现肢体瘫痪的时间

（2）是否伴有意识障碍

（3）是否伴有感觉异常或感觉丧失

（4）是否伴有头痛、发热等前驱症状

（5）症状是突然发生还是逐渐加重

（6）外伤史及手术史

（7）用药史、接触有害及有毒物品史

（8）是否有精神压力、刺激、压力、波动因素

B. 引起肢体瘫痪常见原因

（1）丧失运动功能

　　① 客观性肌无力

　　a. 全身性：

　　——肌源性：遗传性（肌营养不良）、感染/炎症（多发性肌炎、脉管炎、流感等）、中毒或药物影响（皮质激素、酒精等）、代谢/内分泌因素（甲减、库欣氏综合征、电解质紊乱等）

　　——神经肌肉接头病变：遗传性（重症肌无力）、感染/炎症（多发性肌炎、肉毒碱中毒）、肿瘤性（肌无力综合征）、中毒或药物影响（有机磷中毒）

　　b. 局限性：

　　——上运动神经元病变：遗传性（脑白质营养不良）、炎症/感染（脉管炎、脓肿）、脑肿瘤、代谢/内分泌因素、维生素 B 缺乏

　　　　——前角细胞病变：遗传性（脊性肌萎缩）、炎症/感染（ALS、脊髓灰质炎）、中毒或药物影响（铅中毒）

　　　　——外周神经病变：遗传性（腓骨肌萎缩）、炎症/感染（格林巴利、麻风病）、肿瘤性（淀粉样变、骨髓瘤）、代谢/内分泌（糖尿病）、中毒或药物影响（铅中毒）

　　② 不伴有肌无力

　　　　——慢性疾病：心肺疾病、贫血、感染、恶性肿瘤

　　　　——抑郁症、去适应作用（长期失重、卧床后反应）

（2）被动运动功能丧失

　　① 关节内：关节游离体、积液、关节积血、关节面不协调

　　② 关节周围：疤痕、滑膜/韧带嵌顿

　　③ 关节以外：肌肉/韧带嵌顿、痉挛，皮肤、筋膜过紧等

C. 肢体瘫痪问诊常用语示范

（1）When did you start having the limb weakness or paralysis?

qǐng wèn nín shì cóng shén me shí hou kāi shǐ chū xiàn
请 问 您 是 从 什 么 时 候 开 始 出 现

zhī tǐ wú lì huò tān huàn de
肢 体 无 力 或 瘫 痪 的 ?

（2）In which parts of the body did you feel weakness? Was it the upper or lower limb?

qǐng wèn nín gǎn dào shēn tǐ nǎ gè bù wèi wú lì
请 问 您 感 到 身 体 哪 个 部 位 无 力 ,

shàng zhī huò shì xià zhī
上 肢 或 是 下 肢 ?

（3）What were you doing when the symptom appeared?

<ruby>请<rt>qǐng</rt></ruby> <ruby>问<rt>wèn</rt></ruby> <ruby>出<rt>chū</rt></ruby> <ruby>现<rt>xiàn</rt></ruby> <ruby>症<rt>zhèng</rt></ruby> <ruby>状<rt>zhuàng</rt></ruby> <ruby>时<rt>shí</rt></ruby> <ruby>您<rt>nín</rt></ruby> <ruby>正<rt>zhèng</rt></ruby> <ruby>在<rt>zài</rt></ruby> <ruby>做<rt>zuò</rt></ruby> <ruby>什<rt>shén</rt></ruby>
<ruby>么<rt>me</rt></ruby> ？

（4）Was the limb weakness or paralysis constant, or did it come and go?

<ruby>请<rt>qǐng</rt></ruby> <ruby>问<rt>wèn</rt></ruby> <ruby>您<rt>nín</rt></ruby> <ruby>肢<rt>zhī</rt></ruby> <ruby>体<rt>tǐ</rt></ruby> <ruby>无<rt>wú</rt></ruby> <ruby>力<rt>lì</rt></ruby> <ruby>或<rt>huò</rt></ruby> <ruby>瘫<rt>tān</rt></ruby> <ruby>痪<rt>huàn</rt></ruby> <ruby>是<rt>shì</rt></ruby> <ruby>持<rt>chí</rt></ruby> <ruby>续<rt>xù</rt></ruby>
<ruby>性<rt>xìng</rt></ruby> <ruby>的<rt>de</rt></ruby> <ruby>还<rt>hái</rt></ruby> <ruby>是<rt>shì</rt></ruby> <ruby>间<rt>jiàn</rt></ruby> <ruby>断<rt>duàn</rt></ruby> <ruby>性<rt>xìng</rt></ruby> <ruby>的<rt>de</rt></ruby> ？

（5）How long did limb weakness or paralysis last?

<ruby>请<rt>qǐng</rt></ruby> <ruby>问<rt>wèn</rt></ruby> <ruby>您<rt>nín</rt></ruby> <ruby>的<rt>de</rt></ruby> <ruby>症<rt>zhèng</rt></ruby> <ruby>状<rt>zhuàng</rt></ruby> <ruby>持<rt>chí</rt></ruby> <ruby>续<rt>xù</rt></ruby> <ruby>多<rt>duō</rt></ruby> <ruby>长<rt>cháng</rt></ruby> <ruby>时<rt>shí</rt></ruby>
<ruby>间<rt>jiān</rt></ruby> ？

（6）Was it a sudden complete paralysis or gradually developed?

<ruby>请<rt>qǐng</rt></ruby> <ruby>问<rt>wèn</rt></ruby> <ruby>您<rt>nín</rt></ruby> <ruby>的<rt>de</rt></ruby> <ruby>症<rt>zhèng</rt></ruby> <ruby>状<rt>zhuàng</rt></ruby> <ruby>是<rt>shì</rt></ruby> <ruby>突<rt>tū</rt></ruby> <ruby>发<rt>fā</rt></ruby> <ruby>性<rt>xìng</rt></ruby> <ruby>全<rt>quán</rt></ruby> <ruby>瘫<rt>tān</rt></ruby>
<ruby>还<rt>hái</rt></ruby> <ruby>是<rt>shì</rt></ruby> <ruby>缓<rt>huǎn</rt></ruby> <ruby>慢<rt>màn</rt></ruby> <ruby>性<rt>xìng</rt></ruby> <ruby>加<rt>jiā</rt></ruby> <ruby>重<rt>zhòng</rt></ruby> ？

（7）Was the paralysis from proximal to distal or from distal to proximal?

<ruby>请<rt>qǐng</rt></ruby> <ruby>问<rt>wèn</rt></ruby> <ruby>您<rt>nín</rt></ruby> <ruby>瘫<rt>tān</rt></ruby> <ruby>痪<rt>huàn</rt></ruby> <ruby>是<rt>shì</rt></ruby> <ruby>从<rt>cóng</rt></ruby> <ruby>近<rt>jìn</rt></ruby> <ruby>端<rt>duān</rt></ruby> <ruby>向<rt>xiàng</rt></ruby> <ruby>远<rt>yuǎn</rt></ruby> <ruby>端<rt>duān</rt></ruby>
<ruby>进<rt>jìn</rt></ruby> <ruby>展<rt>zhǎn</rt></ruby> <ruby>还<rt>hái</rt></ruby> <ruby>是<rt>shì</rt></ruby> <ruby>远<rt>yuǎn</rt></ruby> <ruby>端<rt>duān</rt></ruby> <ruby>向<rt>xiàng</rt></ruby> <ruby>近<rt>jìn</rt></ruby> <ruby>端<rt>duān</rt></ruby> <ruby>进<rt>jìn</rt></ruby> <ruby>展<rt>zhǎn</rt></ruby> ？

（8）Did you feel the musole strength better now?

<ruby>请<rt>qǐng</rt></ruby> <ruby>问<rt>wèn</rt></ruby> <ruby>您<rt>nín</rt></ruby> <ruby>感<rt>gǎn</rt></ruby> <ruby>觉<rt>jué</rt></ruby> <ruby>现<rt>xiàn</rt></ruby> <ruby>在<rt>zài</rt></ruby> <ruby>肌<rt>jī</rt></ruby> <ruby>力<rt>lì</rt></ruby> <ruby>有<rt>yǒu</rt></ruby> <ruby>好<rt>hǎo</rt></ruby> <ruby>转<rt>zhuǎn</rt></ruby> <ruby>吗<rt>ma</rt></ruby> ？

（9） Did you have any history of fever, headache, dizziness, nausea, or vomitting?

qǐng wèn nín yǒu fā rè   tóu tòng   tóu yūn
请 问 您 有 发 热 、 头 痛 、 头 晕 、
ě xin   ǒu tù ma
恶 心 、 呕 吐 吗 ?

（10） Did you have any mouth askew, salivation, speech disorder, or incontinence?

qǐng wèn nín yǒu kǒu jiǎo wāi xié   liú xián   yán
请 问 您 有 口 角 歪 斜 、 流 涎 、 言
yǔ zhàng ài   dà xiǎo biàn shī jìn ma
语 障 碍 、 大 小 便 失 禁 吗 ?

（11） Did you have any history of hyperthyroidism, diabetes, hypertension, or cerebral infarction?

qǐng wèn nín yǒu jiǎ kàng   táng niào bìng   gāo xuè
请 问 您 有 甲 亢 、 糖 尿 病 、 高 血
yā   nǎo gěng sè bìng shǐ ma
压 、 脑 梗 塞 病 史 吗 ?

（12） Did you have any acute infection, brain diseases, or head trauma?

qǐng wèn nín yǒu jí xìng gǎn rǎn   nǎo bìng jí tóu
请 问 您 有 急 性 感 染 、 脑 病 及 头
wài shāng ma
外 伤 吗 ?

（13） Did you have any hypokalemia, hysteria, vasculitis, or malignant tumor?

qǐng wèn nín yǒu dī jiǎ xuè zhèng   yì zhèng
请 问 您 有 低 钾 血 症 、 癔 症 、
xuè guǎn yán   è xìng zhǒng liú ma
血 管 炎 、 恶 性 肿 瘤 吗 ?

（14）Did you have any cardiopulmonary or gastrointestinal diseases?

qǐng wèn nín yǒu xīn fèi jí bìng　 wèi cháng jí bìng
请 问 您 有 心 肺 疾 病 、 胃 肠 疾 病

ma
吗 ?

（15）Did you contact with anything like the puffer fish poison or tubocurarine?

qǐng wèn nín yǒu jiē chù guò hé tún dú　 jiàn dú
请 问 您 有 接 触 过 河 豚 毒 、 箭 毒

děng wù zhì ma
等 物 质 吗 ?

（16）Did you often take honey?

qǐng wèn nín jīng cháng fú yòng fēng mì ma
请 问 您 经 常 服 用 蜂 蜜 吗 ?

（17）Did you receive any treatment?

qǐng wèn nín zhì liáo guò ma
请 问 您 治 疗 过 吗 ?

（18）Did you have any medical check-ups, and what about the results?

qǐng wèn nín zuò guò nǎ xiē jiǎn chá　 jié guǒ rú
请 问 您 做 过 哪 些 检 查 , 结 果 如

hé
何 ?

（19）How were the processes of treatment and what about the results?

qǐng wèn nín de zhì liáo guò chéng jí liáo xiào rú
请 问 您 的 治 疗 过 程 及 疗 效 如

hé
何 ?

41. 腰背痛 (low back pain)

A. 问诊要点

(1) 起病时间

(2) 前驱症状及诱发因素

(3) 疼痛性质

(4) 疼痛程度

(5) 是否伴随放射痛

(6) 加重因素及减轻因素

(7) 伴随症状：头痛、发热

(8) 慢性疾病史

(9) 外伤史及手术史

B. 引起腰背痛常见原因

(1) 不涉及神经受累（无放射性）

① 结构性腰背痛：

——原因不明

——腰椎间盘退行性病变

——骨质疏松压缩性骨折

——脊椎前移

——先天性疾病：驼背、脊柱侧凸、腰椎移行

② 非结构性脊柱病变：

——肿瘤：骨髓瘤、原发性/转移性肿瘤、淋巴瘤/白血病

——感染：骨髓炎、化脓性椎间盘炎、脓肿、带状疱疹

——炎症性关节炎：强直性脊椎炎、银屑病、赖特综合征（Reiter syndrome）、炎性肠病

　　——骨膜炎

（2）涉及神经受累

　　① 椎间盘突出、马尾综合征

　　② 椎管狭窄

　　③ 压缩性骨折、创伤性骨折

　　④ 脊髓肿瘤、外周神经病变

（3）放射痛

　　① 盆腔脏器：前列腺、子宫内膜异位症、盆腔感染

　　② 肾性疾病：结石、感染、脓肿等

　　③ 腹主动脉瘤、腹膜后肿瘤、感染

　　④ 消化道疾病：胰腺炎、胆囊炎、溃疡穿孔

C. 腰背痛问诊常用语示范

（1）Do you have any low back pain?

qǐng wèn nín yǒu yāo bèi tòng ma
请 问 您 有 腰 背 痛 吗？

（2）When did your low back pain start?

qǐng wèn nín shén me shí hou kāi shǐ chū xiàn yāo tòng
请 问 您 什 么 时 候 开 始 出 现 腰 痛

de
的？

（3）Was your low back pain persistent or intermittent, and how often did it come back?

qǐng wèn nín yāo tòng shì chí xù xìng de hái shì jiàn
请 问 您 腰 痛 是 持 续 性 的 还 是 间

duàn xìng de duō jiǔ chū xiàn yī cì
断 性 的？ 多 久 出 现 一 次？

（4）Was there anything might make the lower back pain worse?

qǐng wèn nín zhī dao yǒu shén me yīn sù kě néng jiā
请 问 您 知 道 有 什 么 因 素 可 能 加

zhòng yāo tòng ma
重 腰 痛 吗？

（5）What might make the lower back pain better?

yǒu shén me yīn sù kě néng jiǎn qīng yāo tòng ma
有 什 么 因 素 可 能 减 轻 腰 痛 吗？

（6）On a scale of 1 to 10, with 10 being the worst, how would you rate your low back pain?

rú guǒ jiāng téng tòng fēn wéi yī dào shí jí qí
如 果 将 疼 痛 分 为 一 到 十 级 ， 其

zhōng shí jí shì zuì tòng de nín xiàn zài yāo tòng
中 十 级 是 最 痛 的 ， 您 现 在 腰 痛

shì jǐ jí
是 几 级？

（7）Could you please describe your low back pain? Was it sharp, dull, burning, or cramping?

néng fǒu qǐng nín miáo shù fù tòng de xìng zhì cì
能 否 请 您 描 述 腹 痛 的 性 质 ， 刺

tòng dùn tòng shāo zhuó tòng hái shì jiǎo
痛 、 钝 痛 、 烧 灼 痛 ， 还 是 绞

tòng
痛？

（8）Could you show me where the pain is?

nín néng zhǐ chū téng tòng de jù tǐ bù wèi ma
您 能 指 出 疼 痛 的 具 体 部 位 吗？

（9）Could you please point out the site of the pain?

qǐng bǎ nín téng tòng de jù tǐ bù wèi zhǐ gěi wǒ
请 把 您 疼 痛 的 具 体 部 位 指 给 我

kàn kan hǎo ma
看 看 好 吗？

(10) Did your low back pain travel anywhere else?

téng tòng xiàng qí tā dì fang fàng shè ma
疼 痛 向 其 他 地 方 放 射 吗？

(11) Was your low back pain progressing?

nín yāo tòng shì fǒu yù lái yù zhòng
您 腰 痛 是 否 愈 来 愈 重？

(12) Did your pain suddenly start or gradually develop?

qǐng wèn nín téng tòng shì tū rán kāi shǐ de hái
请 问 您 疼 痛 是 突 然 开 始 的，还
shì huǎn màn fā zhǎn qǐ lái de
是 缓 慢 发 展 起 来 的？

(13) Did your low back pain accompanied by coughing, abdominal pain or other discomfort?

qǐng wèn nín téng tòng shí hou yǒu ké sou fù tòng
请 问 您 疼 痛 时 候 有 咳 嗽 、 腹 痛
děng bù shū fu ma
等 不 舒 服 吗？

(14) When pressing the pain point, was there any other site uncomfortable?

qǐng wèn wǒ àn yā nín téng tòng bù wèi shí qí tā
请 问 我 按 压 您 疼 痛 部 位 时 其 他
dì fang yǒu bù shū fu ma
地 方 有 不 舒 服 吗？

(15) Would your pain be better by resting or other maneuver?

qǐng wèn nín de téng tòng tōng guò xiū xī huò qí tā
请 问 您 的 疼 痛 通 过 休 息 或 其 他
fāng fǎ néng gòu hǎo zhuǎn yī xiē ma
方 法 能 够 好 转 一 些 吗？

（16）Did the pain get worse when sneezing or on the toilet?

<ruby>请<rt>qǐng</rt></ruby> <ruby>问<rt>wèn</rt></ruby> <ruby>您<rt>nín</rt></ruby> <ruby>打<rt>dǎ</rt></ruby> <ruby>喷<rt>pēn</rt></ruby> <ruby>嚏<rt>tì</rt></ruby>、 <ruby>大<rt>dà</rt></ruby> <ruby>小<rt>xiǎo</rt></ruby> <ruby>便<rt>biàn</rt></ruby> <ruby>时<rt>shí</rt></ruby> <ruby>候<rt>hou</rt></ruby> <ruby>疼<rt>téng</rt></ruby> <ruby>痛<rt>tòng</rt></ruby> <ruby>加<rt>jiā</rt></ruby> <ruby>重<rt>zhòng</rt></ruby> <ruby>吗<rt>ma</rt></ruby>？

（17）Was the pain getting worse in menstrual/premenstrual period?

<ruby>请<rt>qǐng</rt></ruby> <ruby>问<rt>wèn</rt></ruby> <ruby>您<rt>nín</rt></ruby> <ruby>月<rt>yuè</rt></ruby> <ruby>经<rt>jīng</rt></ruby> <ruby>期<rt>qī</rt></ruby> （<ruby>前<rt>qián</rt></ruby>） <ruby>疼<rt>téng</rt></ruby> <ruby>痛<rt>tòng</rt></ruby> <ruby>加<rt>jiā</rt></ruby> <ruby>重<rt>zhòng</rt></ruby> <ruby>吗<rt>ma</rt></ruby>？

（18）Did your low back pain transfer peripherally?

<ruby>请<rt>qǐng</rt></ruby> <ruby>问<rt>wèn</rt></ruby> <ruby>您<rt>nín</rt></ruby> <ruby>腰<rt>yāo</rt></ruby> <ruby>背<rt>bèi</rt></ruby> <ruby>痛<rt>tòng</rt></ruby> <ruby>向<rt>xiàng</rt></ruby> <ruby>周<rt>zhōu</rt></ruby> <ruby>围<rt>wéi</rt></ruby> <ruby>传<rt>chuán</rt></ruby> <ruby>导<rt>dǎo</rt></ruby> <ruby>吗<rt>ma</rt></ruby>？

（19）Did you take any pain killer/anagesics?

<ruby>请<rt>qǐng</rt></ruby> <ruby>问<rt>wèn</rt></ruby> <ruby>您<rt>nín</rt></ruby> <ruby>吃<rt>chī</rt></ruby> <ruby>过<rt>guò</rt></ruby> <ruby>什<rt>shén</rt></ruby> <ruby>么<rt>me</rt></ruby> <ruby>止<rt>zhǐ</rt></ruby> <ruby>疼<rt>téng</rt></ruby> <ruby>药<rt>yào</rt></ruby> <ruby>物<rt>wù</rt></ruby> <ruby>吗<rt>ma</rt></ruby>？

（20）Was your pain progressing?

<ruby>请<rt>qǐng</rt></ruby> <ruby>问<rt>wèn</rt></ruby> <ruby>您<rt>nín</rt></ruby> <ruby>疼<rt>téng</rt></ruby> <ruby>痛<rt>tòng</rt></ruby> <ruby>最<rt>zuì</rt></ruby> <ruby>近<rt>jìn</rt></ruby> <ruby>有<rt>yǒu</rt></ruby> <ruby>没<rt>méi</rt></ruby> <ruby>有<rt>yǒu</rt></ruby> <ruby>加<rt>jiā</rt></ruby> <ruby>重<rt>zhòng</rt></ruby>？

（21）Did you lose weight since the pain developed?

<ruby>请<rt>qǐng</rt></ruby> <ruby>问<rt>wèn</rt></ruby> <ruby>您<rt>nín</rt></ruby> <ruby>疼<rt>téng</rt></ruby> <ruby>痛<rt>tòng</rt></ruby> <ruby>开<rt>kāi</rt></ruby> <ruby>始<rt>shǐ</rt></ruby> <ruby>到<rt>dào</rt></ruby> <ruby>现<rt>xiàn</rt></ruby> <ruby>在<rt>zài</rt></ruby> <ruby>有<rt>yǒu</rt></ruby> <ruby>没<rt>méi</rt></ruby> <ruby>有<rt>yǒu</rt></ruby> <ruby>体<rt>tǐ</rt></ruby> <ruby>重<rt>zhòng</rt></ruby> <ruby>减<rt>jiǎn</rt></ruby> <ruby>轻<rt>qīng</rt></ruby>？

（22）Did your pain get worse during the day or night?

qǐng wèn nín téng tòng shì bái tiān yán zhòng hái shì wǎn
请 问 您 疼 痛 是 白 天 严 重 还 是 晚
shang yán zhòng
上 严 重 ?

（23）Was there any relationship between the pain and your job?

qǐng wèn nín de gōng zuò hé zhè cì téng tòng yǒu guān
请 问 您 的 工 作 和 这 次 疼 痛 有 关
xi ma
系 吗 ?

（24）Did you have any back stiff when getting up in the morning?

qǐng wèn nín zǎo chen qǐ chuáng yāo bèi jiāng yìng ma
请 问 您 早 晨 起 床 腰 背 僵 硬 吗 ?

（25）Did any member of your family have the similar symptoms?

qǐng wèn nín jiā rén zhōng yǒu lèi sì qíng kuàng fā
请 问 您 家 人 中 有 类 似 情 况 发
shēng ma
生 吗 ?

（26）Did you feel nauseated?

nǐ shì fǒu gǎn dào ě xin
你 是 否 感 到 恶 心 ?

（27）Did you have chills or fever?

qǐng wèn nín yǒu hán zhàn fā rè ma
请 问 您 有 寒 战 、 发 热 吗 ?

（28）Did you have pain in anywhere else recently?

qǐng wèn nín zuì jìn yǒu qí tā bù wèi téng tòng
请 问 您 最 近 有 其 他 部 位 疼 痛
ma
吗 ?

（29）Did you have frequent urination, urgent urination and odynuria?

qǐng wèn nín yǒu niào pín niào jí niào tòng ma
请 问 您 有 尿 频 尿 急 尿 痛 吗？

（30）Did you have any numbness or tingling of lower limbs recently?

qǐng wèn nín zuì jìn shì fǒu yǒu xià zhī fā má huò cì
请 问 您 最 近 是 否 有 下 肢 发 麻 或 刺

tòng gǎn
痛 感？

（31）Did you have any abnormal leukorrhea recently?

qǐng wèn nín zuì jìn yǒu méi yǒu bái dài yì cháng
请 问 您 最 近 有 没 有 白 带 异 常？

（32）Did you have any medical treatment? Could you please tell me anything about the treatment?

qǐng wèn nín zuì jìn yǒu méi yǒu jiē shòu zhì liáo
请 问 您 最 近 有 没 有 接 受 治 疗？

néng gào su wǒ zhì liáo de qíng kuàng ma
能 告 诉 我 治 疗 的 情 况 吗？

42. 关节痛（arthralgia）

A. 问诊要点

（1）发病时间

（2）疼痛部位：单个关节还是多个关节

（3）疼痛性质

（4）疼痛程度

（5）伴随症状：发热、皮肤红肿

（6）前驱症状及加重因素、减轻因素

B. 引起关节痛常见原因

（1）炎症性

　　① 急性：

　　——感染因素：莱姆病、细菌性心内膜炎、链球菌感染、病毒感染

　　——感染后反应性：风湿热、莱特综合征、肠道感染

　　——结缔组织疾病早期

　　② 慢性：

　　——血清学阴性脊椎关节炎：强制性脊柱炎、银屑病、炎性肠病

　　——系统性风湿病：风湿性关节炎、SLE、系统性脉管炎、系统性硬化、多发性骨髓炎、硬皮病

　　——遗传性血色素沉着病

（2）非炎症性：骨关节炎

C. 关节痛问诊常用语示范

（1）Do you have a joint pain?

qǐng wèn nín yǒu guān jié tòng ma
请 问 您 有 关 节 痛 吗？

（2）When did the pain start?

qǐng wèn nín téng tòng shén me shí hou kāi shǐ de
请 问 您 疼 痛 什 么 时 候 开 始 的？

（3）Did your pain start suddenly or gradually?

qǐng wèn nín téng tòng shì tū rán kāi shǐ de hái
请 问 您 疼 痛 是 突 然 开 始 的，还

shì huǎn màn fā zhǎn de
是 缓 慢 发 展 的？

（4）Was there any relationship between your pain and drinking,

cold weather, or exercise?

qǐng wèn nín téng tòng hé yǐn jiǔ tiān qì biàn lěng
请 问 您 疼 痛 和 饮 酒 、 天 气 变 冷

huò huó dòng yǒu guān ma
或 活 动 有 关 吗？

（5）Could you please point out the pain site?

qǐng bǎ nín téng tòng de jù tǐ bù wèi zhǐ gěi wǒ
请 把 您 疼 痛 的 具 体 部 位 指 给 我

kàn kan hǎo ma
看 看 好 吗？

（6）Was your pain only located in this joint?

qǐng wèn nín zhī yǒu zhè yī gè guān jié téng tòng
请 问 您 只 有 这 一 个 关 节 疼 痛

ma
吗？

（7）Would it be better by resting or other maneuver?

qǐng wèn tōng guò xiū xī huò qí tā fāng fǎ téng tòng
请 问 通 过 休 息 或 其 他 方 法 疼 痛

néng gòu hǎo zhuǎn yī xiē ma
能　够　好　转　一　些　吗？

（8）Did you have any treatment, and could your pain be reliend?

qǐng wèn nín téng tòng shí hou zhì liáo guò ma　　néng
请　问　您　疼　痛　时　候　治　疗　过　吗？　能

gòu huǎn jiě ma
够　缓　解　吗？

（9）Did you take any pain killer/anagesics?

qǐng wèn nín chī guò shén me zhǐ téng yào wù ma
请　问　您　吃　过　什　么　止　疼　药　物　吗？

（10）Did you have any other discomforts such as fever or sweating along with joint pain?

qǐng wèn nín téng tòng shí hou yǒu méi yǒu quán shēn
请　问　您　疼　痛　时　候　有　没　有　全　身

bù shū fu　　rú fā rè　　chū hàn
不　舒　服，如　发　热、出　汗？

（11）Did you lose weight since the joint pain started?

qǐng wèn nín téng tòng kāi shǐ dào xiàn zài yǒu méi yǒu
请　问　您　疼　痛　开　始　到　现　在　有　没　有

shòu le yī xiē
瘦　了　一　些？

（12）When did your pain become worse, during the day or night?

qǐng wèn nín téng tòng shì bái tiān yán zhòng hái shì
请　问　您　疼　痛　是　白　天　严　重　还　是

wǎn shang yán zhòng
晚　上　严　重？

（13）Was there any relationship between your joint pain and your job?

qǐng wèn nín de gōng zuò hé zhè cì téng tòng yǒu
请　问　您　的　工　作　和　这　次　疼　痛　有

guān xi ma
关 系 吗 ?

（14）Did you have joint swelling?

qǐng wèn nín yǒu guān jié zhǒng zhàng ma
请 问 您 有 关 节 肿 胀 吗 ?

（15）Did you have joint stiffness when getting up in the morning?

qǐng wèn nín zǎo chen qǐ chuáng shí guān jié jiāng yìng
请 问 您 早 晨 起 床 时 关 节 僵 硬

ma
吗 ?

（16）Did any member of your family have the similar symptoms?

qǐng wèn nín jiā rén yǒu lèi sì zhèng zhuàng ma
请 问 您 家 人 有 类 似 症 状 吗 ?

43. 共济失调（ataxia）

A. 问诊要点

（1）步态不稳开始出现时间

（2）是否伴有意识障碍

（3）是否伴有肢体瘫痪、肢体麻木、感觉障碍、肌无力

（4）是否伴有眩晕、呕吐、听力障碍、视力障碍

（5）是否服用药物

（6）是否有精神、经济、生活压力变化

（7）是否伴有高血压、糖尿病等

B. 引起步态不稳常见原因

（1）平衡障碍

　　① 小脑性步态不稳：

　　——脑中线病变：肿瘤、出血、脑梗、多发性硬化、药物/毒物影响

　　——遗传性因素：先天性异常（通常为常染色体隐性遗传）、进展性退行性步态不稳

　　② 感觉性步态不稳：

　　——前庭性：良性位置性眩晕、梅尼埃病、迷路炎等

　　——本体感受性：麻木、震颤、感觉异常

　　——视觉性：急/慢性视觉障碍、失明

（2）移动力异常

　　① 虚弱障碍：肌病、神经肌接头病变、运动神经元病等

　　② 帕金森步态

　　③ 高级中枢步态异常：额叶、基底神经节、丘脑、中

脑等部位病变，如中风、脑水肿、痴呆、肿瘤等

④ 防痛步态：肌肉骨骼系统病变、关节病变、下肢缺损、脊柱损伤等

（3）癔病性步态

C. 步态不稳问诊常用语示范

（1）When did you have ataxia?

请问您什么时候开始出现走路不稳？

（2）Did you have low limb weakness? Was it unilateral or bilateral?

请问您有下肢乏力感吗？如果有，是单侧还是双侧？

（3）Did you feel swellen, hot or pain on legs?

请问您有无下肢红肿、热痛等情况？

（4）Was the symptom constant, or did it come and go?

请问您症状呈持续性还是间歇性发作？

（5）What was your walking posture?

请问您走路时的姿态如何？

（6） Did you have any symptoms such as headache, vomiting, fever or limb paresthesia associated with the ataxia（unstable gait）?

qǐng wèn nín yǒu nǎ xiē bàn suí zhèng zhuàng yǒu
请 问 您 有 哪 些 伴 随 症 状 ？ 有

tóu tòng ǒu tù me yǒu fā rè ma yǒu yī
头 痛 、 呕 吐 么 ？ 有 发 热 吗 ？ 有 一

cè zhī tǐ gǎn jué yì cháng ma
侧 肢 体 感 觉 异 常 吗 ？

（7） How was your bowel movement and bladder function?

qǐng wèn nín dà xiǎo biàn gōng néng qíng kuàng zěn me
请 问 您 大 小 便 功 能 情 况 怎 么

yàng
样 ？

（8） Did you have any history of hypertension, cerebral infarction, diabetes or cerebral trauma?

qǐng wèn nín jì wǎng yǒu wú gāo xuè yā nǎo
请 问 您 既 往 有 无 高 血 压 、 脑

gěng táng niào bìng nǎo wài shāng děng xiāng guān
梗 、 糖 尿 病 、 脑 外 伤 等 相 关

bìng shǐ
病 史 ？

（9） Did you have any leg or spinal trauma or surgery?

qǐng wèn nín yǒu wú xià zhī jí jǐ suǐ wài shāng
请 问 您 有 无 下 肢 及 脊 髓 外 伤 、

shǒu shù shǐ
手 术 史 ？

（10） Did you have any therapy before?

qǐng wèn nín zhì liáo guò ma
请 问 您 治 疗 过 吗 ？

（11）Did you take any medical check-ups?

qǐng wèn nín zuò guò nǎ xiē jiǎn chá

请 问 您 做 过 哪 些 检 查？

（12）How about the processes of treatment and the results?

qǐng wèn nín zhì liáo guò chéng jí liáo xiào rú

请 问 您 治 疗 过 程 及 疗 效 如

hé

何？

44. 感觉异常（paresthesia）

A. 问诊要点

（1）感觉异常开始出现时间

（2）前驱症状

（3）感觉异常部位

（4）感觉异常性质：感觉减退、麻木感、蚁行感

（5）感觉异常进展情况：突然发生/渐进性、间断性/持续性

（6）是否伴有疼痛、运动障碍

（7）饮酒史、吸烟史、药物史、有毒有害物品接触史

（8）手术史外伤史

B. 引起感觉异常常见原因

（1）大脑性感觉异常

　① 中风

　② 脱髓鞘病变

　③ 肿瘤

（2）脑干因素：可能并发复视、眩晕、构音困难、吞咽困难

（3）脊髓及远端

　① 脊髓/神经根病变（可能伴发腰背痛）：脊髓缺血、肿瘤、多发性硬化症、脊髓空洞症、维生素 B 缺乏、椎间盘病变

　② 神经病变：

　——单个神经病变：腕管综合征、尺神经病变等

　——多个神经病变/袜套—手套样改变：糖尿病、尿毒症、维生素 B 缺乏、HIV、莱姆病、酒精依赖、副肿瘤综合征、淀粉样变性等

C. 感觉异常问诊常用语示范

（1）When did you have paresthesia?

qǐng wèn nín gǎn jué yì cháng zuì zǎo zài shén me shí
请 问 您 感 觉 异 常 最 早 在 什 么 时
hou chū xiàn de
候 出 现 的 ？

（2）Where was the paresthesia located in and what kind of paresthesia did you feel?

qǐng wèn nín shì nǎ gè bù wèi nǎ zhǒng xìng zhì
请 问 您 是 哪 个 部 位 、 哪 种 性 质
de gǎn jué yì cháng
的 感 觉 异 常 ？

（3）Was the symptom constant, or did it come and go?

qǐng wèn nín zhèng zhuàng shì chí xù xìng hái shì jiàn
请 问 您 症 状 是 持 续 性 还 是 间
duàn xìng
断 性 ？

（4）Was the paresthesia progressing?

qǐng wèn nín fā bìng hòu gǎn jué yì cháng shì jìn xíng
请 问 您 发 病 后 感 觉 异 常 是 进 行
xìng jiā zhòng me
性 加 重 么 ？

（5）Did you have a history of trauma or surgery on the site of the paresthesia?

qǐng wèn nín gǎn jué yì cháng de bù wèi yǒu shòu guò
请 问 您 感 觉 异 常 的 部 位 有 受 过
wài shāng huò shǒu shù ma
外 伤 或 手 术 吗 ？

（6）Did you feel swellen, hot on pain on legs?

qǐng wèn nín gǎn jué zhàng ài de bù wèi yǒu hóng
请 问 您 感 觉 障 碍 的 部 位 有 红

zhǒng　　　rè　tòng　děng　qíng　kuàng　chū　xiàn　ma
肿　、热痛　等　情　况　出　现　吗？

（7）What were the symptoms associated with?

qǐng　wèn　nín　bàn　suí　zhèng　zhuàng　yǒu　nǎ　xiē
请　问　您　伴　随　症　状　有　哪　些？

（8）Did you have dyskinesia?

qǐng　wèn　nín　yǒu　xiāng　yìng　bù　wèi　de　yùn　dòng　zhàng
请　问　您　有　相　应　部　位　的　运　动　障
ài　ma
碍　吗？

（9）Did you have any history of diabetes or hypertension?

qǐng　wèn　nín　yǒu　wú　táng　niào　bìng　　　gāo　xuè　yā　děng
请　问　您　有　无　糖　尿　病　、高　血　压　等
xiāng　guān　bìng　shǐ
相　关　病　史？

（10）Did you have any therapy before?

qǐng　wèn　nín　zhì　liáo　guò　ma
请　问　您　治　疗　过　吗？

（11）Did you take any medical check-ups?

qǐng　wèn　nín　zuò　guò　nǎ　xiē　jiǎn　chá
请　问　您　做　过　哪　些　检　查？

（12）How about the processes of treatment and the results?

qǐng　wèn　nín　de　zhì　liáo　guò　chéng　jí　liáo　xiào　rú
请　问　您　的　治　疗　过　程　及　疗　效　如
hé
何？

45. 意识障碍/意识模糊 (disturbance of consciousness/confusion)

A. 问诊要点

(1) 症状开始出现时间

(2) 是突然发生还是逐渐加重、持续性还是间断性

(3) 是否伴有意识丧失、运动障碍、感觉异常

(4) 是否有外伤史、手术史

(5) 是否伴发心肺疾病、糖尿病、感染、重大基础疾病

B. 引起意识障碍/模糊常见原因

(1) 系统性疾病

① 缺氧: 广泛性缺血、重度贫血

② 内分泌因素: 低血糖、甲状腺功能减退、垂体功能减退、下丘脑病变

③ 电解质紊乱: 高/低钠血症、高/低磷血症、高/低钙血症、高/低镁血症、酸中毒等

④ 中毒/药物因素: 鸦片类中毒、精神类药物、抗胆碱能药、突然减药等

⑤ 器官功能衰竭: 肾衰、肝功能衰竭、充血性心衰、高碳酸血症、败血症、手术后状态

(3) 局限在中枢神经系统因素

① 中枢神经系统感染

② 急性中枢神经系统血管病变、中风、创伤

③ 癫痫发作后状态

④ 中枢系统肿瘤

C. 意识障碍/意识模糊问诊常用语示范

（1）When did the disturbance of consciousness occur?

qǐng wèn huàn zhě de yì shí zhàng ài cóng hé shí chū
请 问 患 者 的 意 识 障 碍 从 何 时 出
xiàn de
现 的 ？

（2）Was there any triggers such as emotion, shock on high temperature before the disturbance of consciousness?

qǐng wèn yǒu wú qíng xù jī dòng jīng xià gāo
请 问 有 无 情 绪 激 动 、 惊 吓 、 高
wēn děng yòu yīn
温 等 诱 因 ？

（3）Did the patient have any history of trauma or accident?

qǐng wèn huàn zhě yǒu wú wài shāng chē huò
请 问 患 者 有 无 外 伤 、 车 祸
shǐ
史 ？

（4）Did the patient eat any special foods or contact with any toxicants?

qǐng wèn huàn zhě yǒu wú bù jié yǐn shí jí dú wù
请 问 患 者 有 无 不 洁 饮 食 及 毒 物
jiē chù shǐ
接 触 史 ？

（5）How long did patient suffer from the disturbance of consciousness?

qǐng wèn huàn zhě yì shí zhàng ài chí xù duō cháng
请 问 患 者 意 识 障 碍 持 续 多 长
shí jiān
时 间 ？

（6）Did the patient have any diseases such as hypertension, diabetes or heart disease?

qǐng wèn huàn zhě jì wǎng shǐ zhōng yǒu wú gāo xuè
请 问 患 者 既 往 史 中 有 无 高 血

yā　　táng niào bìng　　xīn zàng bìng
压 、 糖 尿 病 、 心 脏 病 ?

（7）Did the patient have any chronic diseases of liver, lung, or kidney?

qǐng wèn huàn zhě yǒu wú gān　　fèi　　shèn zàng
请 问 患 者 有 无 肝 、 肺 、 肾 脏

děng màn xìng bìng shǐ
等 慢 性 病 史 ?

（8）Did the patient have any fever or shortness of breath?

qǐng wèn huàn zhě yǒu fā rè　　hū xī jí cù
请 问 患 者 有 发 热 、 呼 吸 急 促

ma
吗 ?

（9）Did the patient have any limb dyskinesia?

qǐng wèn huàn zhě yǒu zhī tǐ huó dòng zhàng ài
请 问 患 者 有 肢 体 活 动 障 碍

ma
吗 ?

（10）Did the patient have any petechia, purpura, or bruise?

qǐng wèn huàn zhě yǒu pí fū yū bān　　zǐ diàn huò
请 问 患 者 有 皮 肤 瘀 斑 、 紫 癜 或

qīng zhǒng ma
青 肿 吗 ?

46. 闭经（amenorrhea）

A. 问诊要点

（1）闭经开始时间

（2）月经史、分娩史：是否有分娩/产后出血

（3）与药物关系

（4）是否伴有精神紧张因素

（5）是否接受人工流产、盆腔感染

（6）手术史、放疗、化疗病史

B. 引起闭经常见原因

（1）怀孕（或者妊娠性滋养层细胞病变）

（2）中枢性（下丘脑－垂体－性腺轴）

　①下丘脑功能障碍（FSH/LH 降低）：焦虑、过度运动、营养不良、精神压力过大、系统性疾病、药物影响

　②垂体功能障碍：脑/垂体肿瘤、原发性垂体功能低下、Sheehan 综合征

　③卵巢功能障碍：卵巢早衰、性腺发育不良、慢性排卵停止、雌激素过量（多囊卵巢、性激素分泌性肿瘤）

（3）子宫/附件因素

　①发育异常：阴道/处女膜闭锁、阴道横隔等

　②宫颈狭窄

　③宫腔黏连、Asherman 综合征、子宫缺如、子宫发育不良

（4）停经

① 生理性停经：

——更年期

——卵泡细胞对促性腺激素无法反应

② 卵巢早衰（40 岁之前）：

——生殖道感染

——离子照射、化疗后

——手术引起卵巢血供障碍

③ 人工因素：卵巢切除术、放疗术后

C. 闭经问诊常用语示范

（1）When did your menstrual period stop?

请 问 您 是 什 么 时 候 开 始 停 经
qǐng wèn nín shì shén me shí hou kāi shǐ tíng jīng

的 ?
de

（2）Did you have sexual activity before last period?

请 问 您 上 次 月 经 之 前 有 性 生
qǐng wèn nín shàng cì yuè jīng zhī qián yǒu xìng shēng

活 吗 ?
huó ma

（3）Did you take any contraceptive measures, by what means?

请 问 您 有 避 孕 措 施 吗 ? 请 问 是
qǐng wèn nín yǒu bì yùn cuò shī ma qǐng wèn shì

怎 样 避 孕 的 ?
zěn yàng bì yùn de

（4）Are you taking any contraceptive pills?

请 问 您 在 服 用 避 孕 药 吗 ?
qǐng wèn nín zài fú yòng bì yùn yào ma

（5）Are you taking any other medication?

qǐng wèn nín zài fú yòng qí tā yào wù ma
请 问 您 在 服 用 其 他 药 物 吗？

（6）How many children do you have?

qǐng wèn nǐ yǒu jǐ gè hái zi
请 问 你 有 几 个 孩 子？

（7）Did you experience any massive postpartum hemorrhage?

qǐng wèn nín yǒu guò chǎn hòu dà chū xiě ma
请 问 您 有 过 产 后 大 出 血 吗？

（8）Did you take any medication for the gastric movement, such
as metoclopramide or domperidone?

qǐng wèn nín yǒu fú yòng wèi dòng lì yào ma　　rú
请 问 您 有 服 用 胃 动 力 药 吗， 如

wèi fù ān　　mǎ dīng lín
胃 复 安 、 吗 丁 啉？

（9）Did you take any antidepressive drugs?

qǐng wèn nín fú yòng kàng yì yù yào ma
请 问 您 服 用 抗 抑 郁 药 吗？

（10）Did you feel intolerant to cold?

qǐng wèn nín pà lěng ma
请 问 您 怕 冷 吗？

（11）Did you have an enlarged neck?

qǐng wèn nín yǒu bó zi biàn cū ma
请 问 您 有 脖 子 变 粗 吗？

（12）Did you have any headache?

qǐng wèn nín yǒu tóu tòng ma
请 问 您 有 头 痛 吗？

（13）Did you feel nauseated/vomitting?

qǐng wèn nín yǒu ě xin　　ǒu tù ma
请 问 您 有 恶 心 、 呕 吐 吗？

（14）Did you have any pelvic infectious disease?

qǐng wèn nín yǒu guò pén qiāng gǎn rǎn ma
请 问 您 有 过 盆 腔 感 染 吗？

（15）Did you have any surgery?

qǐng wèn nín jiē shòu guò rèn hé shǒu shù zhì liáo
请 问 您 接 受 过 任 何 手 术 治 疗

ma
吗？

（16）Did you have any radiation on chemotherapy?

qǐng wèn nín jiē shòu guò rèn hé fàng liáo　huà liáo
请 问 您 接 受 过 任 何 放 疗 、 化 疗

ma
吗？

47. 阴道出血（vaginal bleeding）

（1）何时开始出现阴道流血

（2）是否伴有腹痛、性交痛

（3）出血量及是否伴有阴道分泌物

（4）末次月经及与怀孕关系

（5）外伤史及手术史

（6）家族史、过去史、吸烟史、饮酒史，排除性虐待、性侵犯

（7）与药物关系（口服避孕药）

（8）身体其他部位是否有出血点、瘀血斑、紫癜等（排除性虐待和血液系统疾病）

（1）月经初潮前

　　① 早熟青春期

　　② 创伤、性虐待、异物留置

　　③ 感染

　　④ 其他因素：卵巢肿瘤、尿道脱垂等

（2）生育期（绝经前）

　　① 有排卵的：

　　——正常月经之间（排除口服避孕药、创伤等）：感染因素（宫颈炎、子宫内膜炎、阴道炎、性传播疾病等）、良性肿块（子宫颈/内膜息肉、纤维瘤、子宫脱垂等）、生殖系统恶性肿瘤

　　——月经过多：良/恶性肿瘤、凝血功能障碍、子宫内

膜炎、甲状腺功能减退

② 无排卵的：

——与年龄有关（下丘脑－垂体－性腺轴发育不良、更年期卵巢衰退）

——代谢性/内分泌障碍：甲状腺功能亢进/低下、慢性肝/肾疾病、肿瘤（泌乳素瘤、肾上腺肿瘤、卵巢肿瘤等）

——其他因素：多囊卵巢、消瘦、过度运动、情绪紧张等

（3）绝经后

① 生殖道疾病（不包括创伤）：

——上段：输卵管/卵巢癌

——下段：子宫、宫颈、阴道、外阴良/恶性肿瘤或炎症

② 系统性疾病：

——凝血功能障碍

——内分泌功能障碍：甲状腺疾病、肾上腺肿瘤、卵巢肿瘤等

——外阴部：克隆病、白赛氏综合征、天疱疮等

③ 药物因素：激素替代疗法、避孕药、抗凝药、化疗药、糖皮质激素等

C. 阴道流血问诊常用语示范

（1）At what age did you have your first menstrual period?

qǐng wèn nín dì yī cì yuè jīng shì shén me shí
请 问 您 第 一 次 月 经 是 什 么 时
hou
候 ？

（2）How long was the interval between your menstrual periods?

qǐng wèn nín duō cháng shí jiān lái yī cì yuè jīng
请 问 您 多 长 时 间 来 一 次 月 经 ?

（3）How long did your period last?

měi cì yuè jīng chí xù jǐ tiān
每 次 月 经 持 续 几 天 ?

（4）When was your last menstrual period?

qǐng wèn nín shàng cì yuè jīng shì shén me shí
请 问 您 上 次 月 经 是 什 么 时
hou
候 ?

（5）Was your menstrual period cycle regular?

qǐng wèn nín de yuè jīng guī lǜ ma
请 问 您 的 月 经 规 律 吗 ?

（6）Did you have any spotting between the periods?

qǐng wèn nín zài liǎng cì yuè jīng zhī jiān yǒu yīn dào
请 问 您 在 两 次 月 经 之 间 有 阴 道
chū xiě ma
出 血 吗 ?

（7）When did this virginal bleeding start?

qǐng wèn nín de yīn dào chū xiě shì shén me shí hou
请 问 您 的 阴 道 出 血 是 什 么 时 候
kāi shǐ de
开 始 的 ?

（8）Was there any discomfort associated with the bleeding, such as back or pelvic pain?

qǐng wèn nín yǒu shén me qí tā bù shì ma bǐ
请 问 您 有 什 么 其 他 不 适 吗 ， 比
rú bèi tòng huò xià fù tòng
如 背 痛 或 下 腹 痛 ?

（9）Were your sexual achvity normal?

qǐng wèn nín xìng shēng huó zhèng cháng ma
请 问 您 性 生 活 正 常 吗？

（10）How many sexual partners did you have in past 12 months?

qǐng wèn guò qù yī nián zhōng nín yǒu jǐ wèi xìng
请 问 过 去 一 年 中 您 有 几 位 性

bàn lǚ
伴 侣？

（11）Did you have any pain during intercourse?

qǐng wèn nín yǒu xìng jiāo tòng ma
请 问 您 有 性 交 痛 吗？

（12）Did you have any post-coital bleeding?

qǐng wèn yǒu guò xìng jiāo hòu chū xiě ma
请 问 有 过 性 交 后 出 血 吗？

（13）Was the bleeding regular or irregular?

qǐng wèn chū xiě yǒu shén me guī lǜ xìng ma
请 问 出 血 有 什 么 规 律 性 吗？

（14）Did you have any watery or brown discharge?

qǐng wèn yǒu shuǐ yàng huò huáng sè fēn mì wù
请 问 有 水 样 或 黄 色 分 泌 物

ma
吗？.

（15）Did you have any pap smear, and when did you have it?

qǐng wèn nín zuò guò gōng jǐng guā piàn ma shì shén
请 问 您 做 过 宫 颈 刮 片 吗， 是 什

me shí hou zuò de
么 时 候 做 的？

（16）Did you ever have the HPV screening?

qǐng wèn nín zuò guò rén rǔ tóu zhuàng bìng dú shāi
请 问 您 做 过 人 乳 头 状 病 毒 筛

chá ma
查 吗 ？

（17） Have you ever suffered from sexual transmitted diseases?

qǐng wèn nín gǎn rǎn guò xìng bìng ma
请 问 您 感 染 过 性 病 吗 ？

（18） Did you ever have HIV screening?

qǐng wèn nín zuò guò ài zī bìng shāi chá ma
请 问 您 做 过 艾 滋 病 筛 查 吗 ？

（19） Are you taking any contraceptives?

qǐng wèn nín zhèng zài fú yòng bì yùn yào ma
请 问 您 正 在 服 用 避 孕 药 吗 ？

（20） Did you have any abdominal cramps?

qǐng wèn nín yǒu xià fù jiǎo tòng ma
请 问 您 有 下 腹 绞 痛 吗 ？

（21） Have you ever been pregnant?

qǐng wèn nín huái yùn guò ma
请 问 您 怀 孕 过 吗 ？

（22） How many times have you been pregnant?

qǐng wèn nín huái yùn guò jǐ cì
请 问 您 怀 孕 过 几 次 ？

（23） How long have you been on menopause?

qǐng wèn nín tíng jīng duō jiǔ le
请 问 您 停 经 多 久 了 ？

（24） Did you smoke?

qǐng wèn nín xī yān ma
请 问 您 吸 烟 吗 ？

（25） Did you have a history of hypertension or diabetes?

qǐng wèn nín yǒu gāo xuè yā huò táng niào bìng
请 问 您 有 高 血 压 或 糖 尿 病
ma
吗 ？

（26） Did you have any frequent urination, urgent urination or odynuria?

qǐng wèn nín yǒu niào pín niào jí niào tòng
请 问 您 有 尿 频 、 尿 急 、 尿 痛
ma
吗 ？

（28） Did you have any history of easy bleeding or bruising?

qǐng wèn nín róng yì chū xiě huò chū xiàn yū bān
请 问 您 容 易 出 血 或 出 现 瘀 斑
ma
吗 ？

（29） Are you taking any medication at the moment?

qǐng wèn nín mù qián fú yòng shén me yào ma
请 问 您 目 前 服 用 什 么 药 吗 ？

48. 阴道分泌物（vaginal discharge）

A. 问诊要点

（1）开始出现阴道分泌物时间

（2）分泌物的量

（3）分泌物颜色：白色、灰白色、黄色、绿色、粉红色、红色

（4）黏稠度：稀薄、黏稠

（5）气味：无味、恶臭

（6）持续时间：一天至数周

（7）会阴部伴随症状：烧灼感、疼痛、瘙痒

（8）近期性生活情况

（9）上次月经开始时间

（10）是否服用避孕药

（11）是否使用月经棉塞，或采用阴道冲洗

（12）类似症状病史

（13）性传播疾病史

B. 引起阴道分泌物常见原因

（1）生理性分泌物/子宫颈黏液

（2）非生理性

　　① 生殖道感染（外阴—阴道炎）：

　　——多种微生物浅表感染

　　——白色念珠菌病、滴虫感染

　　——细菌性阴道病

　　——生殖器疱疹、HPV 感染

　　② 生殖道炎症（外阴—阴道非感染性）：

——局部因素：化学品刺激、阴道冲洗、喷剂、异物、创伤、萎缩/增生性外阴—阴道炎

——肿瘤

——全身性因素：中毒休克综合征、克隆病、胶原性疾病、皮肤病

③ 其他生殖道因素（阴道炎、宫颈炎、子宫内膜炎、输卵管炎）

——淋病、衣原体感染

——宫内避孕装置

——输卵管积脓、输卵管炎

④ 脱屑性炎症性阴道炎、局灶性外阴炎

C. 随道分泌物问诊常用语示范

（1）When did you start having this vaginal discharge?

请问您什么时候开始出现阴道分泌物的？

（2）Was this disoharge consistent, or did it come and go?

请问这个症状是持续的，还是反复发作？

（3）How often did this come back?

请问多长时间发作一次？

（4）What color was the discharge?

请问分泌物是什么颜色的？

（5）How much did the discharge come out every day?

qǐng wèn měi tiān fēn mì wù de liàng yǒu duō shǎo
请 问 每 天 分 泌 物 的 量 有 多 少 ？

（6）Did the discharge have any odor?

qǐng wèn yǒu shén me qì wèi ma
请 问 有 什 么 气 味 吗 ？

（7）What did the discharge look like?

qǐng wèn fēn mì wù kàn qǐ lai xiàng shén me
请 问 分 泌 物 看 起 来 像 什 么 ？

（8）How long have you been having this discharge?

qǐng wèn nín yǒu yīn dào fēn mì wù duō cháng shí jiān
请 问 您 有 阴 道 分 泌 物 多 长 时 间

le
了 ？

（9）Did you feel any burning sensation, pain or pruritus in the perineum?

qǐng wèn nín huì yīn bù yǒu shāo zhuó gǎn téng tòng
请 问 您 会 阴 部 有 烧 灼 感 、 疼 痛

huò sāo yǎng gǎn ma
或 瘙 痒 感 吗 ？

（10）Were your sexual activity normal?

qǐng wèn nín xìng shēng huó zhèng cháng ma
请 问 您 性 生 活 正 常 吗 ？

（11）How many sexual partners did you have in the past 12 months?

qǐng wèn nín zài guò qù yī nián zhōng yǒu jǐ wèi xìng
请 问 您 在 过 去 一 年 中 有 几 位 性

bàn lǚ
伴 侣 ？

（12）When was your last menstrual period?

qǐng wèn nín shàng cì yuè jīng shì shén me shí
请 问 您 上 次 月 经 是 什 么 时

hou
候 ？

（13）Did you use tampons or douche?

qǐng wèn nín yòng yuè jīng mián sāi huò zuò yīn dào
请 问 您 用 月 经 棉 塞 或 做 阴 道

chōng xǐ ma
冲 洗 吗 ？

（14）Did you have any similar symptoms before?

qǐng wèn yǐ qián yǒu guò lèi sì zhèng zhuàng ma
请 问 以 前 有 过 类 似 症 状 吗 ？

（15）Are you taking any oral contraceptives?

qǐng wèn nín zhèng zài fú yòng bì yùn yào ma
请 问 您 正 在 服 用 避 孕 药 吗 ？

（16）Did you have any sexual transmitted diseases（STD）?

qǐng wèn nín gǎn rǎn guò xìng bìng ma
请 问 您 感 染 过 性 病 吗 ？

三、儿童常见症状问诊要点

1. 发热 (fever)

A. 问诊要点

（1）发热开始时间

（2）是否有前驱症状

（3）是否伴有鼻塞、流涕、咽痛、咳嗽等上呼吸道感染症状

（4）是否伴有惊厥、抽搐

（5）是否伴有腹痛、腹泻等消化道症状

（6）是否伴有口周皮肤充血、破溃、皮疹等

B. 引起儿童发热常见原因

（1）感染性因素

　　① 呼吸道感染

　　② 消化道感染

　　③ 泌尿系统感染

　　④ 神经系统感染

　　⑤ 皮肤黏膜感染

　　⑥ 全身感染：败血症等

（2）非感染性因素：幼年类风湿性关节炎、川崎病等

（3）其他原因：外胚层发育不良、恶性肿瘤、慢性结核感染等

C. 儿童发热问诊常用语示范

（1）When did your kid get fever?

qǐng wèn nín de hái zi shì shén me shí hou kāi shǐ
请 问 您 的 孩 子 是 什 么 时 候 开 始

fā rè de
发 热 的？

（2）How high the fever was?

qǐng wèn fā rè shí zuì gāo tǐ wēn shì duō shǎo
请 问 发 热 时 最 高 体 温 是 多 少？

（3）Was the fever constant or intermittent, and how often did it come back?

qǐng wèn fā rè shì chí xù xìng de hái shì jiàn
请 问 发 热 是 持 续 性 的， 还 是 间

duàn xìng de dà gài duō cháng shí jiān huì chū xiàn
断 性 的？ 大 概 多 长 时 间 会 出 现

fā rè
发 热？

（4）Did your child have chills?

qǐng wèn nín de hái zi yǒu wèi hán hán zhàn
请 问 您 的 孩 子 有 畏 寒、 寒 战

ma
吗？

（5）Did your child have tics with fever?

qǐng wèn nín de hái zi fā rè shí yǒu chōu chù
请 问 您 的 孩 子 发 热 时 有 抽 搐

ma
吗？

（6）Did your child have tics with fever before?

qǐng wèn nín de hái zi yǐ qián fā rè shí huì chōu
请 问 您 的 孩 子 以 前 发 热 时 会 抽

chù ma
搐 吗 ？

(7) Did your child have a cough?

qǐng wèn nín de hái zi ké sou ma
请 问 您 的 孩 子 咳 嗽 吗 ？

(8) Did your child have a runny nose?

qǐng wèn nín de hái zi liú bí tì ma
请 问 您 的 孩 子 流 鼻 涕 吗 ？

(9) Did your child have any sore throat?

qǐng wèn nín de hái zi yān hóu tòng ma
请 问 您 的 孩 子 咽 喉 痛 吗 ？

(10) Did your child have any earache/ear pain?

qǐng wèn nín de hái zi ěr duo tòng ma
请 问 您 的 孩 子 耳 朵 痛 吗 ？

(11) Did your child ever nauseate or vomit?

qǐng wèn nín de hái zi yǒu guò ě xin ǒu tù
请 问 您 的 孩 子 有 过 恶 心 、 呕 吐
ma
吗 ？

(12) Did your child have any abdominal pain?

qǐng wèn nín de hái zi dù zi tòng ma
请 问 您 的 孩 子 肚 子 痛 吗 ？.

(13) Did your child have any diarrhea?

qǐng wèn nín de hái zi fù xiè lā dù zi
请 问 您 的 孩 子 腹 泻 / 拉 肚 子
ma
吗 ？

(14) Did your child have any urinary/pee problem, such as fre-
quent urination, urgent urination, or odynuria?

qǐng wèn nín hái zi xiǎo biàn yǒu wèn tí ma bǐ
请 问 您 孩 子 小 便 有 问 题 吗 ？ 比

rú niào pín   niào jí   niào tòng děng
如 尿 频 、 尿 急 、 尿 痛 等 。

(15) Did your child have any headache?

qǐng wèn nín de hái zi tóu tòng ma
请 问 您 的 孩 子 头 痛 吗 ?

(16) Did your child eat any spoiled, contaminated, or unwashed food?

qǐng wèn nín de hái zi chī guò shén me bù jié shí
请 问 您 的 孩 子 吃 过 什 么 不 洁 食

wù ma
物 吗 ?

(17) Did your child have any rash?

qǐng wèn nín de hái zi shēn shàng yǒu pí zhěn
请 问 您 的 孩 子 身 上 有 皮 疹

ma
吗 ?

(18) Did your child have any oral pain or toothache?

qǐng wèn nín de hái zi yǒu kǒu qiāng téng tòng huò
请 问 您 的 孩 子 有 口 腔 疼 痛 或

shì yá tòng ma
是 牙 痛 吗 ?

2. 哭闹（crying）

A. 问诊要点

（1）儿童是否经常哭闹

（2）哭闹时是否可能是因为饥饿、冷暖、不适等

（3）是否伴有发热、呕吐、腹泻等

B. 引起儿童哭闹常见原因

（1）心理性哭闹

（2）生理性哭闹：饥饿、环境温度不适、穿着不适等

（3）病理性哭闹

　　① 创伤：骨折、虐待等

　　② 各种感染因素

　　③ 胃肠道/腹部因素：胃肠道感染、炎症性疾病、胃肠梗阻等

　　④ 心肺疾病：先天性疾病、感染、呼吸道梗阻等

　　⑤ 颅内病变

　　⑥ 维生素 D 缺乏/缺钙等：维生素 D 缺乏性佝偻病

C. 儿童哭闹问诊常用语示范

（1）Did your child often cry?

qǐng wèn nín de hái zi jīng cháng kū nào ma
请 问 您 的 孩 子 经 常 哭 闹 吗？

（2）Was there any special reason might induce your child cry?

qǐng wèn yǒu shén me yuán yīn dǎo zhì nín hái zi kū
请 问 有 什 么 原 因 导 致 您 孩 子 哭

nào ma
闹 吗？

(3) Did your child cry loudly, or with any screaming?

qǐng wèn nín de hái zi kū nào de shēng yīn xiǎng
请 问 您 的 孩 子 哭 闹 的 声 音 响

liàng ma shì fǒu bàn yǒu jiān jiào
亮 吗 ? 是 否 伴 有 尖 叫 ?

(4) Did this constant crying happen suddenly?

qǐng wèn nín de hái zi shì tū rán chū xiàn chí xù
请 问 您 的 孩 子 是 突 然 出 现 持 续

kū nào ma
哭 闹 吗 ?

(5) Did you lift the kid up by one hand/wrist before?

qǐng wèn nín yǒu tí lā hái zi dān shǒu de xíng wéi
请 问 您 有 提 拉 孩 子 单 手 的 行 为

ma
吗 ?

(6) Did your child have a hernia?

qǐng wèn nín de hái zi yǒu shàn qì ma
请 问 您 的 孩 子 有 疝 气 吗 ?

(7) Did your child vomit?

qǐng wèn nín de hái zi ǒu tù ma
请 问 您 的 孩 子 呕 吐 吗 ?

(8) Did your child have any red jam like poo/stool?

qǐng wèn nín de hái zi yǒu hóng sè guǒ jiàng yàng dà
请 问 您 的 孩 子 有 红 色 果 酱 样 大

biàn ma
便 吗 ?

(9) Did your child have a stuffy nose, runny nose or cough recently?

qǐng wèn nín de hái zi jìn lái yǒu bí sāi liú
请 问 您 的 孩 子 近 来 有 鼻 塞 、 流

tì   ké sou ma

涕 、 咳 嗽 吗 ？

（10） Did your child cry hoarsely?

qǐng wèn nín de hái zi kū shēng sī yǎ ma

请 问 您 的 孩 子 哭 声 嘶 哑 吗 ？

（11） Did your child cry when peeing/urinating?

qǐng wèn nín de hái zi jìn shí shí kū nào guò

请 问 您 的 孩 子 进 食 时 哭 闹 过

ma

吗 ？

（12） Did your child tug at ears when peeing/urinating?

qǐng wèn nín de hái zi kū nào shí yòng shǒu náo ěr

请 问 您 的 孩 子 哭 闹 时 用 手 挠 耳

duo ma

朵 吗 ？

（13） Did your child cry when peeing/urinating?

qǐng wèn nín de hái zi xiǎo biàn shí kū nào ma

请 问 您 的 孩 子 小 便 时 哭 闹 吗 ？

（14） Did your child cry when defecating/poo?

qǐng wèn nín de hái zi dà biàn shí kū nào ma

请 问 您 的 孩 子 大 便 时 哭 闹 吗 ？

（15） Did your child often cry at night?

qǐng wèn nín de hái zi cháng chang zài yè jiān kū

请 问 您 的 孩 子 常 常 在 夜 间 哭

nào ma

闹 吗 ？

（16） Did you add any supplement calcium on vitamin D in your kid's diet?

qǐng wèn nín gěi hái zi bǔ chōng gài jì yǔ wéi

请 问 您 给 孩 子 补 充 钙 剂 与 维

shēng sù ma
生 素 D 吗？

（17） Did your child eat any unwashed fruit?

qǐng wèn nín de hái zi chī guò bù qīng jié de guā
请 问 您 的 孩 子 吃 过 不 清 洁 的 瓜

guǒ ma
果 吗？

（18） Did your child often itch around the anus?

qǐng wèn nín de hái zi píng shí yǒu gāng mén zhōu
请 问 您 的 孩 子 平 时 有 肛 门 周

wéi sāo yǎng ma
围 搔 痒 吗？

（19） Was the crying alleviated when you closed or held the kid in arms?

qǐng wèn nín kào jìn huò bào qǐ hái zi shí kū nào
请 问 您 靠 近 或 抱 起 孩 子 时 哭 闹

néng huǎn jiě ma
能 缓 解 吗？

（20） Was the crying alleviated when nursing?

qǐng wèn gěi hái zi wèi nǎi shí kū nào néng huǎn jiě
请 问 给 孩 子 喂 奶 时 哭 闹 能 缓 解

ma
吗？

3. 咳嗽（cough）

A. 问诊要点

（1）起病时间

（2）是否伴有发热、头痛等

（3）是否伴有咳痰及痰液性质

（4）是否伴有气喘、气急

（5）是否有过敏史及接触过敏源、化学物品

（6）生长发育史、过去史

（7）是否接触过传染性疾病患者

（8）是否伴有皮疹

B. 引起儿童咳嗽常见原因

（1）急性感染：上呼吸道感染、支气管炎、肺炎等

（2）过敏性疾病：咳嗽变异性哮喘、支气管哮喘、嗜酸性肺炎等

（3）胸膜/胸壁疾病：胸腔积液等

（4）心源性因素：心因性咳嗽

（5）气管支气管异物

（6）慢性咳嗽：急性因素迁延 4 周以上、鼻后滴漏综合征等

C. 儿童咳嗽问诊常用语示范

（1）How long has your child coughed?

qǐng wèn nín de hái zi ké sou duō jiǔ le
请 问 您 的 孩 子 咳 嗽 多 久 了 ?

（2）Did he/she cough with phlegm?

qǐng wèn nín de hái zi ké sou yǒu tán ma
请 问 您 的 孩 子 咳 嗽 有 痰 吗 ?

（3）Did he/she cough with chest pain?

qǐng wèn nín de hái zi ké sou shí yǒu xiōng tòng
请 问 您 的 孩 子 咳 嗽 时 有 胸 痛

ma
吗 ？

（4）What color was the phlegm?

tán shì shén me yán sè de
痰 是 什 么 颜 色 的 ？

（5）Did the kid have a fever?

qǐng wèn nín de hái zi yǒu fā rè ma
请 问 您 的 孩 子 有 发 热 吗 ？

（6）Did he/she breathe faster than usual?

qǐng wèn nín de hái zi hū xī bǐ píng shí kuài
请 问 您 的 孩 子 呼 吸 比 平 时 快

ma
吗 ？

（7）Did your child have a history of asthma?

qǐng wèn nín de hái zi yǒu xiào chuǎn ma
请 问 您 的 孩 子 有 哮 喘 吗 ？ .

（8）Did your child have any wheezing before?

qǐng wèn nín de hái zi yǐ qián yǒu guò qì chuǎn
请 问 您 的 孩 子 以 前 有 过 气 喘

ma
吗 ？

（9）Was your child allergic to anything?

qǐng wèn nín de hái zi duì shén me dōng xi guò mǐn
请 问 您 的 孩 子 对 什 么 东 西 过 敏

ma
吗 ？

（10） Did your child have any hoarseness?

qǐng wèn nín de hái zi yǒu shēng yīn sī yǎ
请 问 您 的 孩 子 有 声 音 嘶 哑
ma
吗 ？

（11） Did your child have any crow like voice with coughing?

qǐng wèn nín de hái zi ké sou shí yǒu jī míng shēng
请 问 您 的 孩 子 咳 嗽 时 有 鸡 鸣 声
ma
吗 ？

（12） Did the kid cough constantly or intermittently?

qǐng wèn nín hái zi ké sou shì lián xù xìng hái shì
请 问 您 孩 子 咳 嗽 是 连 续 性 还 是
jiàn duàn chū xiàn de
间 断 出 现 的 ？

（13） Did your child cough associated with any movement?

qǐng wèn nín de hái zi ké sou yǔ huó dòng yǒu guān
请 问 您 的 孩 子 咳 嗽 与 活 动 有 关
ma
吗 ？

（14） Did your child cough worse at night?

qǐng wèn nín de hái zi yè jiān ké sou jiā zhòng
请 问 您 的 孩 子 夜 间 咳 嗽 加 重
ma
吗 ？

（15） Did your child cough worse in the morning?

qǐng wèn nín de hái zi zǎo chen ké sou jiā zhòng
请 问 您 的 孩 子 早 晨 咳 嗽 加 重
ma
吗 ？

（16）Did your kid experience any choke during eating before?

qǐng wèn nín de hái zi zài jìn shí shí fā shēng tū
请 问 您 的 孩 子 在 进 食 时 发 生 突

rán qiàng ké ma
然 呛 咳 吗 ?

（17）Did your child aspirate any foreign body before coughing?

qǐng wèn nín de hái zi ké sou qián yǒu qiàng rù yì
请 问 您 的 孩 子 咳 嗽 前 有 呛 入 异

wù ma
物 吗 ?

（18）Did your kid contact with any person with tuberculosis?

qǐng wèn nín de hái zǐ jiē chù guò fèi jié hé huàn
请 问 您 的 孩 子 接 触 过 肺 结 核 患

zhě ma
者 吗 ?

4. 呕吐（vomiting）

A. 问诊要点

（1）呕吐开始出现时间

（2）呕吐物性状及量，是否喷射性呕吐

（3）是否伴有腹泻等消化道症状

（4）是否伴有发热、头痛、意识障碍

（5）呕吐与食物关系：是否改变饮食结构、不洁饮食

（6）手术史、外伤史

B. 引起儿童呕吐常见原因

（1）消化道因素

　　① 进食过饱引起消化道负担、消化不良出现反流等

　　② 消化道疾病，例如胃炎、胃溃疡、幽门梗阻、肠梗阻

（2）感染因素：肺炎、脑炎等

（3）心脏病等系统性疾病

（4）食物中毒

C. 儿童呕吐问诊常用语示范

（1）When did your child start to vomit?

qǐng wèn nín de hái zi shén me shí hou kāi shǐ ǒu
请 问 您 的 孩 子 什 么 时 候 开 始 呕
tù de
吐 的 ？

（2）How many times had your child vomited?

qǐng wèn nín de hái zi yǐ jīng ǒu tù jǐ cì le
请 问 您 的 孩 子 已 经 呕 吐 几 次 了 ？

（3）What was in the vomitus?

qǐng wèn nín de hái zi ǒu tù de shì shén me dōng
请 问 您 的 孩 子 呕 吐 的 是 什 么 东
xi
西 ?

（4）Was there any blood stain in the vomitus?

qǐng wèn nín de hái zi ǒu tù wù zhōng yǒu xiě
请 问 您 的 孩 子 呕 吐 物 中 有 血
ma
吗 ?

（5）Were there any yellowish stain/bilious liquid in the vomitus?

qǐng wèn nín de hái zi ǒu tù wù zhōng yǒu dǎn zhī
请 问 您 的 孩 子 呕 吐 物 中 有 胆 汁
yàng yè tǐ ma
样 液 体 吗 ?

（6）Did your child complain about any abdominal pain or cry oddly?

qǐng wèn nín de hái zi yǒu fù tòng huò kū nào
请 问 您 的 孩 子 有 腹 痛 或 哭 闹
ma
吗 ?

（7）Did your child have a fever?

qǐng wèn nín de hái zi fā rè ma
请 问 您 的 孩 子 发 热 吗 ?

（8）Did your child have any cough or sore throat?

qǐng wèn nín de hái zi ké sou huò yān tòng ma
请 问 您 的 孩 子 咳 嗽 或 咽 痛 吗 ?

（9）Did your child have any fiequent urinotion, urgent urination, or odynuria?

qǐng wèn nín de hái zi yǒu niào pín niào jí
请 问 您 的 孩 子 有 尿 频 、 尿 急 、

niào tòng ma
尿 痛 吗 ?

（10）Did your child have any earache?

qǐng wèn nín de hái zi yǒu ěr tòng ma
请 问 您 的 孩 子 有 耳 痛 吗 ?

（11）Did your child have any headache?

qǐng wèn nín de hái zi tóu tòng ma
请 问 您 的 孩 子 头 痛 吗 ? .

（12）Did your child have any diarrhea?

qǐng wèn nín de hái zi fù xiè ma
请 问 您 的 孩 子 腹 泻 吗 ?

（13）Did your child eat any spoiled, contaminated, or unwashed food recently?

qǐng wèn nín de hái zi zuì jìn shì fǒu jìn shí bù
请 问 您 的 孩 子 最 近 是 否 进 食 不
jié shí wù
洁 食 物 ?

（14）Did your child have any chest discomfort?

qǐng wèn nín de hái zi yǒu xiōng bù bù shū fu
请 问 您 的 孩 子 有 胸 部 不 舒 服
ma
吗 ?

（15）Did the kid vomit when nursing at sitting position?

qǐng wèn nín de hái zi zuò wèi wèi nǎi hái huì tù
请 问 您 的 孩 子 坐 位 喂 奶 还 会 吐
ma
吗 ?

（16）Did your child have any difficulty when nursing?

qǐng wèn nín de hái zi chī nǎi shí fèi lì ma
请 问 您 的 孩 子 吃 奶 时 费 力 吗 ?

（17） Did you change the formula for the kid recently?

qǐng wèn nín de hái zi zuì jìn gèng huàn nǎi fěn le
请 问 您 的 孩 子 最 近 更 换 奶 粉 了

ma
吗 ?

（18） Did you change the pacifier for the kid recently?

qǐng wèn nín de hái zi zuì jìn gēng huàn nǎi zuǐ le
请 问 您 的 孩 子 最 近 更 换 奶 嘴 了

ma
吗 ?

5. 腹泻（diarrhea）

A. 问诊要点

（1）腹泻开始时间

（2）大便的性状、次数

（3）是否伴有腹痛、里急后重

（4）是否伴有发热、呕吐

（5）是否伴有脱水、酸中毒

B. 引起儿童腹泻常见原因

（1）感染性腹泻

　　① 传染病：细菌性痢疾、霍乱、轮状病毒肠炎等

　　② 细菌感染：大肠埃希菌、空肠弯曲菌、鼠伤寒沙门菌、耶尔森菌等

　　③ 病毒感染：肠道病毒、诺如病毒、杯状病毒、星状病毒等

　　④ 寄生虫感染：溶组织阿米巴原虫、蓝氏贾第鞭毛虫等

　　⑤ 真菌感染：白色念珠菌

（2）非感染性腹泻：饮食不当、牛乳过敏、低丙种球蛋白血症、肠易激综合征、先天性失氯性腹泻等

C. 儿童腹泻问诊常用语示范

（1）How long has your child been diarrhea?

qǐng wèn nín de hái zi fù xiè duō cháng shí jiān
请　问　您　的　孩　子　腹　泻　多　长　时　间
le
了？

（2）How many times did your child defecate/stool/poo every day?

qǐng wèn nín de hái zi měi tiān dà biàn jǐ cì
请 问 您 的 孩 子 每 天 大 便 几 次？

（3）Did your child have a loose stool or a watery stool?

qǐng wèn nín de hái zi dà biàn shì xī biàn hái shì
请 问 您 的 孩 子 大 便 是 稀 便 还 是

shuǐ yàng biàn
水 样 便？

（4）Was there any mucus or blood in the stool?

qǐng wèn nín de hái zi dà biàn lǐ yǒu nián yè huò
请 问 您 的 孩 子 大 便 里 有 黏 液 或

zhě xiě sī ma
者 血 丝 吗？

（5）Did the stool look like red jam?

qǐng wèn nín hái zi de dà biàn shì hóng sè guǒ jiàng
请 问 您 孩 子 的 大 便 是 红 色 果 酱

yàng de ma
样 的 吗？

（6）Did the stool look like egg drop soup?

qǐng wèn nín hái zi de dà biàn xiàng dàn huā tāng yàng
请 问 您 孩 子 的 大 便 像 蛋 花 汤 样

ma
吗？

（7）Did your child have any nausea or vomitting associated with the diarrhea?

qǐng wèn nín de hái zi fù xiè shí bàn yǒu ě xin
请 问 您 的 孩 子 腹 泻 时 伴 有 恶 心 、

ǒu tù ma
呕 吐 吗？

（8）Did your child eat any unclean food before the diarrhea?

qǐng wèn nín de hái zi fù xiè qián shì fǒu jìn shí
请 问 您 的 孩 子 腹 泻 前 是 否 进 食

bù jié shí wù
不 洁 食 物 ？

（9）Did your child have a fever?

qǐng wèn nín de hái zi yǒu fā rè ma
请 问 您 的 孩 子 有 发 热 吗 ？

（10）Did your child have any abdominal pain before the diarrhea?

qǐng wèn nín de hái zi fù xiè qián yǒu fù tòng
请 问 您 的 孩 子 腹 泻 前 有 腹 痛

ma
吗 ？

（11）Did your child have frequent bowel movements?

qǐng wèn nín de hái zi shì fǒu fǎn fù xiǎng yào dà
请 问 您 的 孩 子 是 否 反 复 想 要 大

biàn
便 ？

（12）Did your child have the lactose tolerance test before?

qǐng wèn nín de hái zi zuò guò rǔ táng nài shòu shì
请 问 您 的 孩 子 做 过 乳 糖 耐 受 试

yàn ma
验 吗 ？

（13）Did you change any formula for the kid recently?

qǐng wèn nín de hái zi zuì jìn gēng huàn nǎi fěn le
请 问 您 的 孩 子 最 近 更 换 奶 粉 了

ma
吗 ？

（14）Did your child recently have any new supplementary food?

qǐng wèn nín de hái zi jìn qī yǒu wú tiān jiā xīn
请 问 您 的 孩 子 近 期 有 无 添 加 新

de fǔ shí
的 辅 食 ？

（15） Did your child have a history of eczema, asthma, or rhinitis?

qǐng wèn nín de hái zi yǒu guò shī zhěn xiào
请 问 您 的 孩 子 有 过 湿 疹 、 哮

chuǎn huò bí yán ma
喘 或 鼻 炎 吗 ？

6. 腹痛（abdominal pain）

A. 问诊要点

（1）腹痛开始时间

（2）腹痛的部位及是否向其他部位放射

（3）腹痛的性质、疼痛程度（儿童疼痛评分表）

（4）腹痛的持续时间、持续性或间断性

（5）是否伴有发热

（6）是否伴有呕吐

（7）是否伴有腹泻、红色果酱便

（8）是否伴有尿频、尿急、尿痛

（9）是否伴有皮疹、关节痛

B. 引起儿童腹痛常见原因

（1）腹腔内疾病

   ① 急腹症：急性阑尾炎、胆囊炎、肠套叠、嵌顿疝、睾丸扭转

   ② 慢性炎症：慢性阑尾炎、肾盂肾炎、胃溃疡、便秘等

   ③ 其他：伤寒、痢疾、胰腺炎、过敏性紫癜、糖尿病酮症酸中毒、尿路结石、肠系膜淋巴结炎、麻痹性肠梗阻、肠绞痛等

（2）腹腔外疾病：大叶性肺炎、心肌炎、胸膜炎、心功能不全、溶血危象、尿毒症等

C. 儿童腹痛问诊常用语示范

（1）How long did your child suffer from this abdominal pain?

qǐng wèn nín de hái zi fù tòng duō cháng shí jiān
请 问 您 的 孩 子 腹 痛 多 长 时 间

le
了 ？

（2）When did the kid's belly pain start?

qǐng wèn nín hái zi de fù tòng shì shén me shí hou
请 问 您 孩 子 的 腹 痛 是 什 么 时 候

kāi shǐ de
开 始 的 ？

（3）Could you please tell me how bad the pain was?

néng gào su wǒ dù zi tòng de yǒu duō lì hài
能 告 诉 我 肚 子 痛 得 有 多 厉 害

ma
吗 ？

（4）Could you show me/point out where the pain was?

qǐng gào su wǒ nǎ lǐ tòng
请 告 诉 我 哪 里 痛 ？

（5）Could your child point out where the pain was?

nín de hái zi kě yǐ zhǐ chū fù tòng de jù tǐ bù
您 的 孩 子 可 以 指 出 腹 痛 的 具 体 部

wèi zài nǎ lǐ ma
位 在 哪 里 吗 ？

（6）Did the pain travel anywhere else?

qǐng wèn nín hái zi de fù tòng xiàng qí tā dì fang
请 问 您 孩 子 的 腹 痛 向 其 他 地 方

zhuǎn yí ma
转 移 吗 ？

（7）Was the abdominal pain constant, or did it come and go?

qǐng wèn nín hái zi de fù tòng shì chí xù xìng de
请 问 您 孩 子 的 腹 痛 是 持 续 性 的 ，

hái shì jiàn xiē xìng de
还 是 间 歇 性 的 ？

（8）How often did the pain come back?

qǐng wèn fù tòng duō jiǔ chū xiàn yī cì
请 问 腹 痛 多 久 出 现 一 次 ？

（9）Did your child have a fever?

qǐng wèn nín de hái zi fā rè ma
请 问 您 的 孩 子 发 热 吗 ？

（10）Did your child vomit associated with the belly pain?

qǐng wèn nín de hái zi fù tòng shí ǒu tù ma
请 问 您 的 孩 子 腹 痛 时 呕 吐 吗 ？

（11）Did your child have a diarrhea?

qǐng wèn nín de hái zi yǒu fù xiè ma
请 问 您 的 孩 子 有 腹 泻 吗 ？

（12）Did your child eat any spoiled, contaminated, or unwashed food?

qǐng wèn nín de hái zi yǒu méi yǒu jìn shí bù jié
请 问 您 的 孩 子 有 没 有 进 食 不 洁

shí wù
食 物 ？

（13）Did your child gradually develop a right low abdominal pain?

qǐng wèn nín de hái zi yǒu méi yǒu zhú jiàn jiā zhòng
请 问 您 的 孩 子 有 没 有 逐 渐 加 重

de yòu xià fù tòng
的 右 下 腹 痛 ？

（14）Did your child experience any palpitation or chest discomfort?

qǐng wèn nín de hái zi yǒu xīn huāng nán shòu
请 问 您 的 孩 子 有 心 慌 难 受
ma
吗 ？

（15）Did the kid have any cough, sore throat or ear pain?

qǐng wèn nín de hái zi yǒu ké sou yān tòng huò
请 问 您 的 孩 子 有 咳 嗽 、 咽 痛 或
ěr tòng ma
耳 痛 吗 ？

（16）Did your child have any frequent urination, urgent urination, or odynuria?

qǐng wèn nín de hái zi yǒu niào pín niào jí
请 问 您 的 孩 子 有 尿 频 、 尿 急 、
niào tòng ma
尿 痛 吗 ？

（17）Did the abdominal pain get better after meal?

qǐng wèn nín hái zi fù tòng zài jìn shí hòu néng hǎo
请 问 您 孩 子 腹 痛 在 进 食 后 能 好
zhuǎn ma
转 吗 ？

（18）Did your child have abdominal pain at night?

qǐng wèn nín de hái zi yǒu yè jiān fù tòng ma
请 问 您 的 孩 子 有 夜 间 腹 痛 吗 ？

（19）When did your child poo/defecate last time?

nín de hái zi zuì hòu yī cì dà biàn shì shén me
您 的 孩 子 最 后 一 次 大 便 是 什 么
shí hou
时 候 ？

（20）Did your child have dry stool before?

qǐng wèn nín de hái zi yǐ qián dà biàn gān zào
请 问 您 的 孩 子 以 前 大 便 干 燥

ma
吗 ？

（21）Did your child have any history of polydipsia, polyphagia,

polyuria on weight loss?

qǐng wèn nín de hái zi yǒu duō yǐn duō shí
请 问 您 的 孩 子 有 多 饮 、 多 食 、

duō niào hé xiāo shòu ma
多 尿 和 消 瘦 吗 ？

7. 血尿 (hematuria)

A. 问诊要点

（1）血尿开始时间

（2）服药（尤其含马兜铃等中药）史

（3）血尿家族史

（4）是否伴有少尿、泡沫尿

（5）是否伴有尿频尿急尿痛

（6）是否伴有腹痛、皮疹、关节痛

（7）是否伴有皮肤出血点、鼻出血、口腔黏膜出血

B. 引起儿童血尿常见原因

（1）泌尿系统疾病

① 急性肾小球肾炎、肾炎性肾病

② 泌尿系统感染

③ 泌尿系结石

④ 特发性高尿钙症

⑤ IgA 肾病

⑥ 薄基底膜病

⑦ 左肾静脉压迫综合征

⑧ 肾脏先天畸形等

（2）全身疾病：外伤、休克、血友病、白血病、药物性肾损、充血性心力衰竭、过敏性紫癜等

C. 儿童血尿问诊常用语示范

（1）When did you find your child had this red urine?

qǐng wèn nín de hái zi shén me shí hou kāi shǐ yǒu

请 问 您 的 孩 子 什 么 时 候 开 始 有

hóng sè niào de
红 色 尿 的？

（2）Did your child complain about a low back pain or abdominal pain?

qǐng wèn nín de hái zi yǒu yāo tòng huò fù tòng
请 问 您 的 孩 子 有 腰 痛 或 腹 痛
ma
吗？

（3）Has your child ever experienced interrupted urination?

qǐng wèn nín de hái zi yǒu pái niào zhōng duàn
请 问 您 的 孩 子 有 排 尿 中 断
ma
吗？

（4）Did your child have any frequent urination, urgent urination, or odynuria?

qǐng wèn nín de hái zi yǒu niào pín niào jí
请 问 您 的 孩 子 有 尿 频 、 尿 急 、
niào tòng ma
尿 痛 吗？

（5）Did your child have oliguria/reduced urine output?

qǐng wèn nín de hái zi niào liàng yǒu jiǎn shǎo ma
请 问 您 的 孩 子 尿 量 有 减 少 吗？

（6）Did your child have a fever?

qǐng wèn nín de hái zi fā rè ma
请 问 您 的 孩 子 发 热 吗？

（7）Was there any foam/froth/bubble in the kid's urine?

qǐng wèn nín zhù yì dào hái zi niào zhōng yǒu pào mò
请 问 您 注 意 到 孩 子 尿 中 有 泡 沫
ma
吗？

(8) Did the kid take any medication before the hematuria?

qǐng wèn nín de hái zi chū xiàn xuè niào qián yòng guò
请 问 您 的 孩 子 出 现 血 尿 前 用 过

nǎ xiē yào
哪 些 药?

(9) Did your child have any petechia, purpura, or bruises?

qǐng wèn nín hái zi shēn shàng yǒu yū diǎn zǐ diàn
请 问 您 孩 子 身 上 有 瘀 点 、 紫 癜

huò yū shāng
或 瘀 伤?

(10) Did your child have any eyelid edema or swelling in the ankle?

qǐng wèn nín de hái zi yǒu méi yǒu yǎn jiǎn fú zhǒng
请 问 您 的 孩 子 有 没 有 眼 睑 浮 肿

huò jiǎo huái zhǒng zhàng
或 脚 踝 肿 胀?

(11) Did your/the girl start the menstrual period yet? If so, when was the last period?

qǐng wèn nín zhè gè hái zi shì fǒu yǐ jīng yǒu chū
请 问 您 / 这 个 孩 子 是 否 已 经 有 初

cháo le rú guǒ yǒu de huà zuì hòu yī cì
潮 了? 如 果 有 的 话, 最 后 一 次

yuè jīng shì shén me shí hou
月 经 是 什 么 时 候?

(12) Was there anybody in your family have the history of recurrent hematuria?

qǐng wèn nín jiā zhōng yǒu rén fǎn fù fā shēng xuè
请 问 您 家 中 有 人 反 复 发 生 血

niào ma
尿 吗?

8. 热性惊厥 (febrile convulsion)

A. 问诊要点

（1）发热开始时间、发热峰值

（2）抽搐开始时间、持续时间

（3）抽搐的表现（是否为全身性抽搐）

（4）有无癫痫家族史、既往发热抽搐史

（5）是否伴有鼻塞、流涕、咽痛、咳嗽等上呼吸道感染症状

（6）是否伴有意识持续不恢复或反复抽搐

（7）是否伴有腹痛、吐泻

B. 引起儿童热性惊厥常见原因

（1）颅内疾病

　　① 颅内感染：细菌性脑膜炎、病毒性脑炎等

　　② 癫痫（热敏感相关）

（2）全身疾病：感染中毒性脑病，如败血症、重症肺炎、细菌性痢疾、百日咳等

C. 儿童热性惊厥问诊常用语示范

（1）When did your child start the tics?

qǐng wèn nín de hái zi shén me shí hou kāi shǐ chōu
请 问 您 的 孩 子 什 么 时 候 开 始 抽

chù de
搐 的 ？

（2）Did your child have a fever before the tics?

qǐng wèn nín de hái zi chōu chù qián yǒu fā rè
请 问 您 的 孩 子 抽 搐 前 有 发 热

ma
吗？

（3） How was the body temperature when the child twitched?

qǐng wèn nín de hái zi chōu chù shí tǐ wēn shì duō
请 问 您 的 孩 子 抽 搐 时 体 温 是 多

shǎo
少 ？

（4） How long did the tics last?

qǐng wèn chōu chù chí xù le duō cháng shí jiān
请 问 抽 搐 持 续 了 多 长 时 间 ？

（5） Was it the generalized tics or on one side of the body/unilat-
erally?

qǐng wèn shì quán shēn chōu chù hái shì dān cè zhī tǐ
请 问 是 全 身 抽 搐 还 是 单 侧 肢 体

chōu chù
抽 搐 ？

（6） Was there any froth at the mouth or screaming associated
with the tics?

qǐng wèn nín de hái zi chōu chù shí kǒu tǔ bái mò
请 问 您 的 孩 子 抽 搐 时 口 吐 白 沫

huò jiān jiào ma
或 尖 叫 吗 ？

（7） Was your child incontinent associated with tics?

qǐng wèn nín de hái zi chōu chù shí dà xiǎo biàn shī
请 问 您 的 孩 子 抽 搐 时 大 小 便 失

jìn ma
禁 吗 ？

（8） Did your child have any cough or runny nose recently?

qǐng wèn nín de hái zi zuì jìn ké sou liú tì ma
请 问 您 的 孩 子 最 近 咳 嗽 、 流 涕 吗 ？

（9）Did your child have a diarrhea?

qǐng wèn nín de hái zi fù xiè ma
请 问 您 的 孩 子 腹 泻 吗 ？

（10）Did your child eat any spoiled, contaminated, or unwashed food?

qǐng wèn nín de hái zi yǒu jìn shí bù jié shí wù
请 问 您 的 孩 子 有 进 食 不 洁 食 物
ma
吗 ？

（11）Did your child have a headache or vomiting before the tics?

qǐng wèn nín de hái zi chōu chù qián yǒu tóu tòng
请 问 您 的 孩 子 抽 搐 前 有 头 痛 、
ǒu tù ma
呕 吐 吗 ？

（12）Did your child take any medication or pesticides by mistake?

qǐng wèn nín de hái zi yǒu wù fú yào wù huò nóng
请 问 您 的 孩 子 有 误 服 药 物 或 农
yào ma
药 吗 ？

（13）Did your child have any head injury?

qǐng wèn nín de hái zi yǒu tóu bù wài shāng
请 问 您 的 孩 子 有 头 部 外 伤
ma
吗 ？

（14）Did your child have the similar episode before?

qǐng wèn nín de hái zi yǐ qián yǒu lèi sì fā zuò
请 问 您 的 孩 子 以 前 有 类 似 发 作
ma
吗 ？

（15） Did your child always have fever associated with the tics?

qǐng wèn nín de hái zi yǐ qián měi cì dū fā rè
请 问 您 的 孩 子 以 前 每 次 都 发 热

chōu chù ma
抽 搐 吗？

（16） Did your child have any history of epilepsy?

qǐng wèn nín de hái zi yǐ qián yǒu diān xián ma
请 问 您 的 孩 子 以 前 有 癫 痫 吗？

（17） Did you or your spouse have any history of tics when young?

qǐng wèn nín huò nín xiān shēng tài tài xiǎo shí hou
请 问 您 或 您 先 生 / 太 太 小 时 候

yǒu chōu chù bìng shǐ ma
有 抽 搐 病 史 吗？

9. 儿童发绀 (cyanosis)

（1）发绀起病情况

（2）伴随症状：心悸、头昏、乏力等

（3）可能的诱因、前驱症状

（4）发作部位、频率

（5）是否伴发晕厥、意识障碍

（6）与食物和药物的关系

（7）家族史

（8）手术外伤病史

（1）新生儿

　　① 中心性：

　　——先天性心脏病：大动脉转位、共同动脉干、全肺静脉回流异常、发育不全、单心室等，三尖瓣关闭不全、肺动脉闭锁、法洛氏四联症等

　　——肺源性：上呼吸道阻塞（鼻部、气管、哮吼综合征等）、下呼吸道因素（呼吸窘迫综合征、败血症、误吸、膈肌疝等）

　　——血管源性（新生儿持续性肺动脉高压）

　　——神经系统因素（产妇使用镇静剂、窒息、颅内出血、低血糖等）

　　② 外周血管性：生理性发绀、败血症、心源性、感染性休克、血栓形成、血管运动性不稳定、主动脉狭窄等

（2）婴幼儿

　①中心性：

　　——肺源性：上呼吸道阻塞、下呼吸道异常（支气管炎、哮喘、肺炎、囊性纤维变、栓塞、误吸、异物等）

　　——心源性：先天性心脏病、心肌炎、心肌病、心律失常等

　　——中枢神经病变：脑炎、中毒、代谢性、神经肌肉源性等

　②外周性：

　　——血管因素（雷诺氏病、败血症、血栓形成等）

　　——血管阻塞（上腔静脉综合征、静脉血栓、挤压综合征等）

　　——血黏滞度增高（红细胞增多症）

C. 发绀问诊常用语示范

（1）How long has your kid had cyanosis?

qǐng wèn nín hái zi fā gàn yǒu duō cháng shí jiān
请 问 您 孩 子 发 绀 有 多 长 时 间
le
了 ？

（2）Whether he/she had cyanosis when born or recently developed?

qǐng wèn hái zi fā gàn shì chū shēng hòu jí yǒu
请 问 孩 子 发 绀 是 出 生 后 即 有
de hái shì zuì jìn chū xiàn de
的 ？ 还 是 最 近 出 现 的 ？

（3）Did cyanosis attack suddenly? Could it get better, and how?

qǐng wèn hái zi fā gàn shì tū rán fā shēng de
请 问 孩 子 发 绀 是 突 然 发 生 的

ma　　yǒu guò hǎo zhuǎn ma　　zài shén me qíng
吗？有 过 好 转 吗？在 什 么 情
kuàng xià chū xiàn hǎo zhuǎn
况 下 出 现 好 转 ？

（4）Was the cyanosis all over the body or part of the body?

qǐng wèn hái zi shì quán shēn fā gàn hái shì shēn tǐ
请 问 孩 子 是 全 身 发 绀 还 是 身 体
nǎ gè bù wèi fā gàn
哪 个 部 位 发 绀 ？.

（5）Did the kid have any history of chest congestion, chest pain, palpitation or asthma?

qǐng wèn hái zi shì fǒu bàn yǒu xiōng mèn　 xiōng
请 问 孩 子 是 否 伴 有 胸 闷 、 胸
tòng　　 xīn huāng　　 qì jí
痛 、 心 慌 、 气 急 ？

（6）Did he/she have any cough, expectoration, or hemoptysis?

qǐng wèn hái zi shì fǒu bàn yǒu ké sou　　 ké tán
请 问 孩 子 是 否 伴 有 咳 嗽 、 咳 痰 、
kǎ xiě
咯 血 ？

（7）Did the kid have any lack of urine output, edema, or constipation recently?

qǐng wèn hái zi zuì jìn gǎn dào niào shǎo　　 fú
请 问 孩 子 最 近 感 到 尿 少 、 浮
zhǒng　　 biàn mì ma
肿 、 便 秘 吗 ？

（8）Did the kid feel pain, cold, or edema on one side of the limbs?

qǐng wèn hái zi gǎn dào nǎ cè zhī tǐ téng tòng
请 问 孩 子 感 到 哪 侧 肢 体 疼 痛 、

257

fā liáng huò zhě zhǒng zhàng ma
发 凉 或 者 肿 胀 吗？

（9） Did the kid have any limitation of daily activities?

qǐng wèn hái zi rì cháng huó dòng shòu xiàn ma
请 问 孩 子 日 常 活 动 受 限 吗？

（10） Did the kid experience any woke up complaining of chest congestion?

qǐng wèn hái zi shì fǒu yǒu guò shuì mián zhōng yīn
请 问 孩 子 是 否 有 过 睡 眠 中 因

xiōng mèn ér jīng xǐng
胸 闷 而 惊 醒？

（11） Did he/she have any syncope before?

qǐng wèn hái zi yǒu guò yūn jué ma
请 问 孩 子 有 过 晕 厥 吗？

（12） Did he/she eat anything special prior to the illness onset, such as pickled products or spoiled vegetables?

qǐng wèn hái zi fā bìng qián chī guò shén me tè shū
请 问 孩 子 发 病 前 吃 过 什 么 特 殊

shí wù ma bǐ rú yān zhì pǐn biàn zhì de
食 物 吗？ 比 如 腌 制 品、 变 质 的

shū cài
蔬 菜？

（13） Did any member of your family have the similar symptoms?

qǐng wèn nín de jiā rén yǒu lèi sì zhèng zhuàng
请 问 您 的 家 人 有 类 似 症 状

ma
吗？